Heilpilze: Shiitake
Inhaltsstoffe, Rezepte, Anwendungen

Zu diesem Buch

Die erste Monografie des Shiitake - *Lentinula edodes* (Berkeley) Pegler - in deutscher Sprache.

Besondere Berücksichtigung fanden die pharmakologischen Eigenschaften des Pilzes vom Shiibaum. Gerade in Ostasien (China und Japan) und auch in den USA wurde in den letzten Jahren einiges an Forschungsarbeit geleistet.

Klassische Anwendungsbereiche aus der Traditionellen Chinesischen Medizin wurden - so weit ermittelbar - dem interessierten Leserkreis nun endlich zugänglich gemacht.

Da der Shiitake vor allem als Speisepilz bekannt ist, gibt es als Anregung auch einige Rezepte für die Küche.

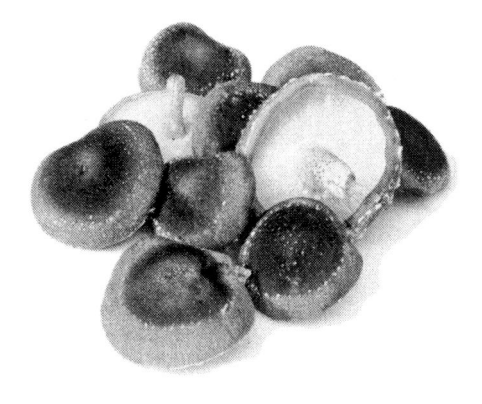

Eric Steinert, am 02. Dezember 1963 in Schongau am Lech geboren, studierte nach einer Gärtnerlehre Gartenbauwissenschaften an der TU München-Weihenstephan.

Er diplomierte mit sehr guten Erfolg im Fachbereich Mykologie und widmet sich seit 1990 dem Thema „Heilpilze".

Er lebt mit seiner Familie in München.

Dipl. Ing. Eric Steinert

Heilpilze: Shiitake

Inhaltsstoffe, Rezepte, Anwendungen

Erschienen im Selbstverlag, München

Wichtiger Hinweis:

Die Informationen und Mengenangaben wurden der verfügbaren wissenschaftlichen Literatur und einigen populärwissenschaftlichen Werken entnommen und sind vom Autor äußerst gewissenhaft erwogen und geprüft worden; dennoch kann eine Garantie auf Richtigkeit nicht übernommen werden.
In keinster Weise können die Tipps in diesem Buch einen Arztbesuch ersetzen. Eine Selbstbehandlung muss immer in Absprache mit dem behandelnden Arzt erfolgen.
Eine Haftung des Autors bzw. des Verlags und seiner Beauftragten für Personen-, Sach- und Vermögensschäden, die sich aus dem Gebrauch oder Missbrauch der in diesem Buch dargestellten Informationen und Rezepte ergeben könnten, ist ausgeschlossen.

Wissenschaftlicher Stand und Redaktionsschluss: 01. November 2002.

Hinweise auf Fehler und konstruktive Anregungen nimmt der Autor gerne entgegen: shiitake@heilpilze.de.

Impressum

Copyright: Alle Rechte liegen beim Autor

Herstellung: Books on Demand GmbH, Norderstedt
Erschienen im Selbstverlag
1. Auflage 2002, München

ISBN 3-8311-4738-8

Bibliografische Information Der Deutschen Bibliothek:
Die Deutsche Bibliothek verzeichnet diese Publikation in der Deutschen Nationalbibliografie; detaillierte bibliografische Angaben sind im Internet über <http://dnb.ddb.de> abrufbar

Inhaltsverzeichnis

Pilze in der Heilkunde...   9

Shiitake: Kurzbeschreibung   13
Die Geschichte des Anbaus   15
Der moderne Anbau   17
Die Entdeckung der Heilkräfte   18
Der Gebrauch von Shiitake in der Traditionellen Chinesischen Medizin (TCM)   20
Die Chinesische Heilkräutertherapie   22
Typische Anwendungen des Shiitake in der TCM   24

Inhaltsstoffe   25

Nährwerte   25
Kohlenhydrate   26
Proteine und Aminosäuren   26
Fette   26

Vitamine und Mineralstoffe   26
Vitamin D   27

Geschmack- und Aromastoffe   29

Polysaccharide   30
Ballaststoffe   31

Besondere Inhaltsstoffe   34

Lentinan   34

LEM   37

Eritadenin   39

Thioprolin TCA   40

Wirkungen der Inhaltsstoffe   42

Stärkung des Immunsystems   43
Wirkungen gegen Tumor und Krebs   45
Antivirale Wirkungen   47
Wirkungen gegen Bakterien und Parasiten   50
Leberschutzfunktion   51
Wirkungen auf das Herz-Kreislauf-System   51
Klinische Studien   53
   Studien an Menschen mit Lentinan   53
   Studien an Menschen mit LEM   54
   Studien an Menschen über Cholesterin   55
Nebenwirkungen   57

Shiitake für Gourmets   59

Konservierung   60
   Aufbewahren frischer Pilze   60
   Einfrieren frischer Shiitake   60
   Trocknung frischer Pilze   61
   Einweichen getrockneter Shiitake   61
   Kochen und Braten   62
Grundrezepte   62
   Gemüsebrühe mit Shiitake: 62
   Gebratene, frische Shiitake   62
   Gebratene, getrocknete Shiitake   63
Weitere Rezepte   64
   Gemischter Salat mit gebratenen Shiitake   64
   Pilzreis   64
   Lauchsuppe mit Shiitake   64
   Tomatensuppe mit Shiitake   65
   Gemüsepfanne   65
   Shiitake-Pfanne   65

Vegetarischer Pilztopf, serbische Art	66
Ragout mit Shiitake	67
Hühnerbrust mit Shiitake, süßsauer	67
Fischfilet mit Shiitake	68
Mit Garnelen gefüllte Shiitake	68
Shiitake-Lauchsoße mit Spaghetti	69

Selbstmedikation mit Shiitake   **70**

Anwendungen   **71**

Medizinische Anwendungen   **72**

Tee und Extrakte   **73**

Krankheiten behandeln von A bis Z   **74**

AIDS	74
Allergien	75
Alterserscheinungen	77
Arteriosklerose	78
Asthma, allergisches	80
Autoimmunerkrankungen	80
Bluthochdruck	82
Bronchitis	82
Chemotherapie-Nebenwirkungen	83
Cholesterinspiegel, hoher	84
Diabetes	86
Erkältung	88
Erschöpfungszustände	89
Gelenkschmerzen (Arthritis)	90
Grippe, Influenza	92
Hautpilze	93
Hepatitis	94
Herpes	95
Immunschwäche	96
Krebsvorbeugung	97
Leberleiden	99

Magengeschwür	100
Migräne	101
Müdigkeit, Chronische (CFS)	102
Osteoporose (Knochenschwund)	103
Rachitis	104
Rheumatismus	105
Schnupfen	106
Schwangerschaft und Stillzeit	107
Sexualstörungen	108
Verstopfung	109
Literaturverzeichnis	**111**
Bücher über Shiitake	111
Kochen, Ernährung, Gesundheit	111
Zitierte Veröffentlichungen	112
Weitere wissenschaftliche Veröffentlichungen	117
Adressen	**119**
Sichwortverzeichnis	**120**

Pilze in der Heilkunde...

... ein Thema, das in Europa lange keine große Rolle spielte, da die Heilkraft der meisten Pilze in Vergessenheit geriet.

Doch schon in der Antike wurden Pilze in der Heilkunde verwendet. Der Lärchenporling galt zu Plinius Zeiten (23 - 79 n. Chr.) geradezu als Allheilmittel, so viele Anwendungsmöglichkeiten wurden ihm zugeschrieben. Und bis zum Mittelalter wurden viele Pilzarten auch immer wieder in Kräuter- und Heilbüchern erwähnt. Danach schwand das Wissen über die Heilwirkung der Pilze im Zeitalter der Hexenverfolgung. War es ein Zufall, dass dieses alte Wissen gerade in jener Zeit verlorenging als die Scheiterhaufen der Inquisition brannte?

Schon die alten Römer kannten die Heilwirkung einiger Pilze

Wahrscheinlich verschwand der Gebrauch der Pilze aber auch aus einem ganz anderem, banalen Grund: Pilze waren damals, im Gegensatz zu Kräutern, in den Heilgärten der Klöster und Apotheken nicht kultivierbar. Der erfolgreiche Anbau des Champignons wird erst seit Anfang bis Mitte des 18. Jahrhunderts in Frankreich dokumentiert, zu einer Zeit also, wo Pilze in Europa nur noch wegen ihres Geschmacks gegessen wurden. Und erst seit der zweiten Hälfte des 20. Jahrhunderts werden in Europa weitere Pilzarten kommerziell angebaut, wie der Austernpilz oder nun auch der Shiitake.

Dagegen erfreuen sich Pilze in Ostasien einer ungebrochenen mehrtausend-jährigen Tradition der Wertschätzung und Anwendung in Volksmedizin und Heilkunde. Dort gelten einige Pilze von alters her als *Lebenselexier* oder als *Wunderkraut* und einige seltene oder besonders wirksame Arten waren entsprechend teuer und oft nur für einen erlesenen Personenkreis bestimmt.

Pilze als Lebenselixier in Ostasien

In China wird der Shiitake bereits seit mehr als zweitausend Jahren verehrt und seit fast tausend Jahren angebaut.

Shiitake seit 2000 Jahren in China bekannt

In Japan: Medikamente aus Shiitake

Pilze als Heilmittel sind in Asien bekannt, verbreitet und beliebt. In Japan werden bestimmte Pilzmedikamente - z.b. das Lentinan aus dem Shiitake - offiziell als Begleittherapeutikum bei Krebs und anderen Zivilisationskrankheiten empfohlen. Vor allem schätzt man ihre stärkende Wirkung auf das Immunsystem.

Hierzulande führen die heilkräftigen Großpilze eher ein Schattendasein in Pharmazie und Homöopathie, während die Forschung große Anstrengungen aufwendet, um beispielsweise immer neue Antibiotika aus Schimmelpilzen zu gewinnen. Mit Letzteren begann nicht nur der Wiedereinzug der Pilze in die westliche Medizin, sondern auch deren Siegeszug in alle Welt.

Medikamente zur Lebensverlängerung aus den Wirkstoffen von Shiitake und Co.?

Während in Europa die asiatische Ginsengwurzel inzwischen allseits als Geriatrikum (= Mittel zur Behandlung von Alterserscheinungen) anerkannt ist, so verwundert es doch, dass die ihr ebenbürtigen Pilzarten noch nicht den Einzug in die europäischen Apotheken angetreten haben.

Denn auch bei modernen Krankheiten wie *AIDS, Alzheimer* oder *Chronisches Müdigkeitssyndrom* bestätigen neuere Forschungsergebnisse die positiven Effekte einer begleitenden Therapie mit bestimmten Pilzen bzw. deren Extrakten.

Eine besondere Bedeutung können wirksame Pilzextrakte wie die des Shiitake auch in der Krebsprävention und Krebstherapie erlangen; vor allem weil man damit rechnen muss, dass Krebs in ca. zwanzig Jahren zur häufigsten Todesursache in Deutschland werden wird, da die Lebenserwartung ständig steigt und Krebs vor allem eine Krankheit von älteren Menschen ist.

Auch bei den anderen schwer wiegenden Zivilisationsproblemen, wie Herz- und Kreislaufstörungen und Stoffwechselkrankheiten können Wirkstoffe aus Pilzen Heilung oder doch zumindest Linderung verschaffen.

Shiitake, eine Delikatesse nicht nur für Feinschmecker

Besonders begehrt waren Pilze schon immer wegen ihrer kulinarischen Qualitäten. Aufgrund ihres vorzüglichen Aromas liebten bereits die alten Römern Pilze wie Trüffel (weiße oder schwarze) oder Kaiserling (*Amanita caesarea*). Erstere konnten beinahe mit Gold aufgewogen werden. Auch heute noch muss der Feinschmecker für gute Qualitäten der weißen Trüffel aus dem Piemont Kilopreise von 1000,- DM und mehr entrichten.

Umami, die fünfte Geschmacksrichtung

Die japanischen Gourmets geben dem vollen runden Geschmack einiger Pilzarten sogar einen besonderen Namen: *Umami*. Damit bezeichnen sie die optimale Verbindung von Erscheinung, Geschmack und Aroma, wie sie nach Ansicht der delikate Shiitake besitzt. Die moderne Wissenschaft hat inzwischen Umami als fünfte Geschmacksqualität neben Süß, Salzig, Bitter und Scharf entdeckt. Umami entsteht durch die Anwesenheit von Glutamat und aktiviert spezielle Geschmacksrezeptoren auf der Zunge. Es ist mitbestimmend für den Geschmack von eiweißreichen Nahrungsmitteln wie Fleisch oder Hülsenfrüchten oder auch einigen Pilzen.

Nutraceutical: ein die Gesundheit förderndes Nahrungsmittel

Als „Nebenwirkung" kann der Shiitake vor Virusinfektionen, vielen anderen Krankheiten und Alterungsprozessen schützen. Nach der Traditionellen Chinesischen Medizin und neueren wissenschaftlichen Erkenntnissen aus Japan und China ist der Shiitake Nahrung und Heilmittel in Einem oder mit dem neudeutschen Begriff: Shiitake ist ein *Nutraceutical* (ein Kunstwort aus den englischen Wörtern *nutrient* = Nahrungsmittel und *pharmaceutical* = Heilmittel).

Auch wenn die Beschaffung von Heilpilz-Extrakten hierzulande noch ein Problem darstellt, so können Sie in allen Apotheken inzwischen schon verschiedene Pulver und Kapseln mit Shiitake-Wirkstoffen erhalten. Mittlerweile haben sich auch schon einige Versender des steigenden Interesses an Nahrungsergänzungsmitteln aus Shiitake und anderen Pilzen angenommen.

Gemüse als Nutraceuticals: Paprika, Knoblauch, Kohl ...

Vielen Menschen ist leider immer noch nicht bewusst, dass einigen unserer Lebensmittel besondere Kräfte innewohnen, die wir für unsere Gesundheit gezielt nutzen können. Dazu gehören z.B. alle Kohlgewächse, die mit ihren Inhaltsstoffen das Immunsystem stärken und die Verdauung anregen. Oder auch Zwiebelgewächse und hier vor allem der Knoblauch, der vorbeugend gegen viele Alterskrankheiten wie Arteriosklerose und Bluthochdruck wirkt. Oder alle gelben und orangefarbenen Gemüse (Karotten, Kürbisse, Melonen, Paprika etc.) mit ihrem hohen Gehalt an Beta-Karotinen, die vorbeugend gegen einige Krebsarten helfen sollen.

Durch eine gut gemischte Kost ersparen Sie sich und Ihrer Familie auch teure Vitaminpräparate und Nahrungsergänzungsmittel.

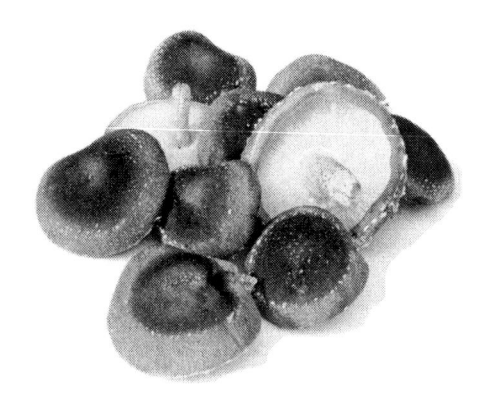

Shiitake: Kurzbeschreibung

Der botanische Name für den Shiitake lautet „*Lentinula edodes* (Berkeley) Pegler" (oftmals wird noch der nicht mehr aktuelle Name „*Lentinus edodes* (Berkeley) Singer" verwendet). Der Pilz gehört zur Familie der *Marasmiaceae*, den Schwindlingsartigen (früher wurde er eingereit in die Familie der *Tricholomataceae*, die Trichterlingsartigen, aber die wurde den Mykologen zu groß und ist inzwischen in mehrere Familien aufgeteilt). Die angewachsenen Lamellen der Pilze dieser Familie sondern - als ein typisches Kennzeichen - weiße Sporen ab. Typisch für die *Marasmiaceae* ist der zähe Stil.

Der japanische Name Shiitake bedeutet Pilz (= *Take*) der am Pasania-Baum (= *Shiia*, ein Hartholzbaum) wächst. Er besitzt einen hell- bis dunkelbraunen Hut und wächst auf verschiedenen Laubbäumen, vorzugsweise auf solchen mit mit hartem Holz. In China und Japan wird er schon seit langem angebaut, z.B. auf Buche, Eiche, Esskastanie, Ahorn, Walnuss und anderen. Die Lamellen laufen etwas am Stiel herab und sind glatt bis rau. Der Stiel ist meist in der Mitte des Hutes, kann aber auch etwas seitlich ansetzen. Der Hutrand ist im jungen Stadium noch nach innen eingerollt. Die Huthaut ist meist mit zarten Flocken bedeckt. (Hobbs, 1995)

In China wird der Shiitake auch *Shiang Gu* genannt, was mit duftender Pilz umschrieben werden könnte und sich auf den feinen, pilzigen Geruch bezieht, den er im frischen Zustand verströmt. In den Wäldern Chinas und Japans kommt er wild wachsend vor, doch stammen auch die dort auf dem Markt erhältlichen Pilze allesamt aus Zuchtbetrieben. In Europa und Nordamerika kommt er nicht in der freien Natur vor, wird inzwischen auch hier in steigendem Maße kultiviert.

Nach dem Champignon und Austernpilz ist er wohl der meistangebaute Speisepilz überhaupt; in Ostasien ist er der die Nummer Eins unter den kultivierten

In Ostasien ist Shiitake die Nummer Eins unter den Zuchtpilzen

Zwei dominante Marktsorten: Tongu festfleischig und Koshin dünnfleischig

Pilzen. Immerhin werden jährlich etwa 620.000 Tonnen produziert; ein großer Anteil davon, 300.000 Tonnen, im Shiitake-Land Japan, wo ein kleiner Vorrat von Shiitake in keinem Haushalt fehlen darf.

Im Wesentlichen gibt es auf dem Markt zwei Typen: *Donko* oder *Tong(k)u*, ein dickfleischiger, fester Pilz mit kaum geöffneten Hut und *Koshin*, ein dünnfleischiger Pilz mit weit geöffnetem Hut.

Shiitake wird seit Tausenden von Jahren in Japan und China als Nahrungsmittel und als Medizin geschätzt. Der Shiitake war für die Menschen so wertvoll, dass er als Geschenk für Kaiser und Könige taugte: So sollen im Jahre 199 die Bewohner der japanischen Provinz Kyusuyu dem damaligen Kaiser Chuai Shiitake als Geschenk dargebracht haben. Es gibt aber auch noch ältere chinesische Quellen über den Gebrauch von Shiitake, in denen er als *Ko-Ko* oder *Hoang-Mo* bezeichnet wird. (Hobbs, 1995)

Das wachsende Interesse der Öffentlichkeit am Shiitake liegt teilweise darin begründet, dass er viel aromatischer ist als der milde Champignon, teils daran, dass immer mehr über seine gesundheitsfördenden Wirkungen bekannt wird. (Hobbs, 1995)

Viele seiner Eigenschaften, die in den asiatischen Volksmedizinen längst bekannt sind, wurden in den letzten Jahren vielfach in wissenschaftlichen Untersuchungen an Menschen und Tieren bestätigt. Auch konnten die wichtigsten aktiven Inhaltsstoffe isoliert werden und stehen als Medikamente oder Nahrungsergänzungsmittel zur Verfügung. Besonders bemerkenswert ist die Wirkung des Pilzes bzw. seiner Inhaltsstoffe bei gestörten oder geschwächten Immunsystemen.

Die Geschichte des Anbaus

Berichte über den Anbau des Shiitake gehen zurück bis ins zwölfte Jahrhundert. In China lebte während der Sung-Dynastie (960-1127) in der armen, aber waldreichen Provinz Zhejiang im Norden des Südchinesischen Berglandes an der Grenze zur Provinz Fujian der Begründer des Shiitake-Kultivierung Wu San Kwung.

Die Legende erzählt, dass Wu San Kwung auf der Suche nach Pilzen in seinen heimatlichen Bergwäldern auf umgestürzten Bäumen eine stattliche Anzahl von Pilzen fand, die nicht giftig waren, einen angenehmen Duft verströmten und vorzüglich schmeckten. Diesen Schwämmen gab er den Namen *Wohlriechende Pilze*. Er besuchte diesen Ort regelmäßig und erntete dort seine Shiitake und entwickelte die ersten Kultivierungstechniken.

Wu San Kwung begründete den Anbau von Shiitake im 12. Jhdt.

Als er an eine Stelle im Wald kam, an der schon seit einigen Jahren keine Pilze mehr erschienen sind, soll er darüber so zornig geworden sein, dass er wütend auf die Holzstämme einschlug. Einige Tage später erschien große Mengen von Pilzen auf den so behandelten Baumstämmen. Diese „Schock"-Methode wird heute noch in dieser Gegend benutzt, um die Pilze zum Wachsen anzuregen.

Zum ersten Mal wurden die Methoden Wu San Kwungs um 1313 niedergeschrieben. Es handelt sich (nach Chang & Miles, 1989) im Wesentlichen um folgende Punkte:

- Auswahl des Platzes
- Bestimmung der zu fällenden Bäume
- Einkerben und Beimpfen der Hölzer
- deren Lagerung
- Schlagen der durchwachsenen Hölzer
- Ernte und Trocknung

Zum Dank für Einführung der Pilzzucht und dem bescheidenen Wohlstand, der damit - in dieser sonst sehr armen, ländlichen Gegend Chinas - verbunden war, erbauten die Einheimischen in nahezu jedem Dorf, welches vom Pilzanbau lebt, einen kleinen Tempel zu Ehren von Wu San Kwung. Seit jener Zeit von Wu San Kwung haben sich dort die Anbaumethoden nicht wesentlich verändert.

Buddhistische Mönche brachten die Kulturtechnik nach Japan

Etwa 400 - 500 Jahre später gelangte der Shiitake-Anbau wahrscheinlich durch wandernde buddhistische Mönche nach Japan. Dort wurde Mitte des 20. Jahrhunderts der Anbau wissenschaftlich derart perfektioniert, dass der Shiitake für einige Jahre der wichtigste Agrarexportartikel Japans wurde. Der zunehmende Anbau vor allem in China und anderen Billiglohnländern, aber auch in den USA und Europa, führte inzwischen zu einem Rückgang des Anbaus in Japan, während die weltweite Produktion insgesamt stark steigend ist. (Jones, 1995)

Kisaku Mori Der Erfinder der modernen Anbauverfahren

Die Entwicklung der modernen Kulturverfahren wurde eingeleitet von dem Japaner Kisaku Mori.

Als Student der Agrarwissenschaften an der Universität von Kyoto musste er in den 40er Jahren das Leiden und den Niedergang der Pilzzüchter in seiner Heimat miterleben, die in erster Linie vom Shiitake-Anbau lebten. Diese arbeiteten nach der seit Jahrhunderten üblichen Methode, reife Fruchtkörper auf Schnittflächen von Hartholzstämmen zu verreiben, um so den Pilz darauf anzusiedeln. Da zu jener Zeit auch die üblichen Hilfen wie Gaben für die buddhistischen Priester und Gebete nichts mehr fruchteten, drohten ganze Dörfer ihre Existenzgrundlage zu verlieren.

Bewegt durch das Leiden dieser Menschen, entschloss sich Mori, ein modernes und sicheres Verfahren zur Shiitake-Zucht zu entwickeln. Dies gelang ihm schließlich auch. Sein von ihm entwickeltes Verfahren ist - im Wesentlichen unverändert - heute noch die Grundlage für den modernen Shiitake-Anbau auf Holzstämmen. (Jones, 1995)

Der moderne Anbau

Mori entwickelte die Methode Pilzbrut steril auf Getreidekörnern zu züchten. Wird diese Brut nun in Bohrlöcher oder in ausgesägte Keile in die Baumstämme gesteckt, auf denen der Pilz wachsen soll, so werden sich unter den richtigen Feuchte- und Temperaturbedingungen relativ rasch und vor allem sicher Pilze entwickeln.

Inzwischen sind die Anbaumethoden und Techniken so verfeinert, dass jeder, der einen geschützten Platz im Garten besitzt, sich seine eigene Shiitake züchten kann. Hierfür werden, wie oben beschrieben, Baumstämme oder Knüppelholz mit Pilzbrut beimpft. Das Impfmaterial kann meist über Gartenfachgeschäfte, bei Pilzzüchtern oder über Gartenkataloge besorgt werden.

Eigenanbau im Garten ist nicht schwierig

Andere moderne Kulturverfahren verwenden als Substrat Sägemehl oder Sägespäne. Da sich hier sehr leicht andere, unerwünschte Pilze ansiedeln können, ist dieses Anbauverfahren eher für den versierten Hobbyzüchter und für Profis geeignet.

Die Entdeckung der Heilkräfte

In der japanischen und chinesischen Volksmedizin ist Shiitake ein *Blutaktivator*, der in der Vergangenheit allerlei volkstümliche Anwendungsbereiche gefunden hat. So wurde Shiitake angewendet bei Erkältungen, Masern, Bronchitis, Bauch- und Kopfschmerzen, Ohnmachtsanfällen, Wassersucht, Windpocken und Pilzvergiftungen. (Mori, 1974)

Der Arzt Wu Rui erkannte bereits im 14. Jhdt., dass Shiitake die Qi-Energie erhöhe

Während der Ming-Dynastie (1368-1644 n. Chr.) wurde Shiitake schon als heilkräftiges Nahrungsmittel geschätzt. Denn schon zu dieser Zeit war Shiitake in China als Nahrungsmittel mit Heilwirkung bekannt. Der berühmte Arzt Gorin oder Wu Rui (bzw. Wu Shui) schrieb bereits im 14. Jhdt., dass Shiitake das *Qi*, die Lebensenergie erhöhe, Erkältungen heile und den Blutfluss fördere. Der Verzehr von Shiitake verbessere die Ausdauer und wirke als Tonikum, welches dem Menschen Kraft und Energie für sein Tageswerk verleihen solle. Ihm war auch schon aufgefallen, dass Shiitake besonders bei Herzbeschwerden und allen Arten von bösartigen Geschwüren wirkt, aber auch bei Vergiftungen durch Giftschlangen, und einigen Wurmparasiten gute Dienste leisten kann. Er hat auch schon angemerkt, dass Shiitake vorbeugend zur Behandlung von Hirnblutungen geeignet ist. Nahezu sieben Jahrhunderte später sollten seine Erkenntnisse zum größten Teil wissenschaftlich belegt werden. (Chang, 1980)

Shiitake als geheimnisvoller Liebeszauber und als Arznei für die Unsterblichkeit

Es ist überliefert, dass in früheren Zeiten am japanischen Hof Shiitake als Aphrodisiakum beliebt war und seine Fundplätze daher geheim gehalten und bewacht wurden. Andere Geschichtsschreiber überlieferten, dass chinesische Kaiser große Mengen dieses Pilzes aßen, in der Hoffnung ihre Alterung zu verlangsamen und dem Ziel der Unsterblichkeit näher zu kommen. (Chang, 1980)

Zu diesen älteren Anwendungen kamen in jüngerer Zeit neue hinzu: So können täglich acht Pilze über einige Wochen einen krankhaft erhöhten Blutdruck normalisieren oder zumindest deutlich reduzieren. Andere Anwendern und Konsumenten berichten von Verbesserungen und Heilungen bei Geschwüren, Gicht, niedrigem Blutdruck, Verstopfung, Kurzsichtigkeit, Allergien, Hämorrhoiden, Neuralgien und sexuellen Problemen. (Liu & Bau, 1980)

Die Extrakte des Myzels können in ähnlicher Weise genutzt werden wie der Fruchtkörper. Darüber hinaus gibt es in Japan und den USA weitere Präparate aus dem Myzel mit anderen Anwendungsbereichen: ein kosmetisches Pflegemittel für schönere Haut, und ein dermatologisches Mittel für Hautausschläge und Akne. (Jones, 1995)

Auch heute zählt der Shiitake in der chinesischen Ernährungslehre zu jenen Nahrungsmitteln und pflanzlichen Heilmitteln, die besonders reich an Stoffen sind, die gegen Alterungsprozesse wirken. Aus diesem Grund wurde der Shiitake von der Chinesischen Akademie der Medizinischen Wissenschaften als viel versprechendes Mittel deklariert, welches im Zusammenhang mit der Altersforschung unbedingt näher untersucht werden sollte. (Chang, 1980)

Wirkung gegen den Alterungsprozess

Der Gebrauch von Shiitake in der Traditionellen Chinesischen Medizin (TCM)

TCM im Dienste des Kommunismus als preiswerte Alternative

In der ersten Hälfte des 20. Jahrhunderts wurde die westliche Medizin sehr populär in China. Dazu trugen sicher die spektakulären Heilerfolge bei, die mit der westlichen Medizin vor allem bei Infektionskrankheiten oder in der Chirurgie erzielte.

Doch nach der Machtergreifung der Kommunisten in China erkannten diese sehr schnell die Vorteile der traditionellen Heilmethoden: Sie zielten darauf ab, Krankheiten vorzubeugen und waren im Wesentlichen auch preiswerter zu haben als die aufwendige westliche Art der Medizin. Daher etablierten die neuen Machthaber die TCM als gleichberechtigt neben der klinischen, westlichen Medizin.

Freilich haben die Kommunisten als Materialisten und Atheisten die TCM zunächst in ihrem Sinne beeinflusst und ihr, neben der Ausmerzung spiritueller, schamanistischer Elemente, einigen ideologischen Ballast hinzugefügt, der aber inzwischen auch in China selbst nicht mehr von Bedeutung ist. Dort orientieren sich die Ärzte nun wieder stärker an den ursprünglichen Wurzeln der TCM.

Im weiteren populären Sinn bezieht man in die TCM auch die ursprünglichen Heilverfahren anderer ostasiatischer Länder wie Japan, Korea, Vietnam und andere mit ein.

TCM wird auch im Westen immer populärer

Vor allem der andere gedankliche Ansatz, nämlich die ganzheitliche Sichtweise des Menschen in der TCM, macht diese zunehmend auch im Westen populär. Ihr Einsatzgebiet sind chronische und psychosomatische Erkrankungen, bei denen die westliche Medizin keine Hilfe mehr zu bieten scheint. In jedem Fall hat die Erhaltung der Gesundheit in der TCM höchste Priorität, d.h. die Menschen sollen einen gesunden Lebensstil pflegen. Hierfür dient zunächst eine gesunde Ernährung und ausreichend Bewegung. Zu diesem Zweck verwenden die Ärzte der TCM zunächst einmal relativ einfache Anwendungen wie geistig-körperliches Training mit *Qi-Gong*, Massagen, Meditation oder eine Ernährungsumstellung, die jeder nach Anleitung schließlich auch selbst weiterführen kann.

In schwierigeren Fällen greifen die Ärzte der TCM auch zu spezielleren Verfahren wie Akupunktur und zur Kräutermedizin. Diese Methoden können bei unsachgemäßer Anwendung auch unerwünschte Nebenwirkungen haben. Daher sollten diese Verfahren nur von erfahrenen Ärzten und Heilpraktikern durchgeführt werden!

Akupunktur und Kräutermedizin gehören in erfahrene Hände!

Ein großes Problem in unseren westlichen Gesellschaften ist, dass die Menschen hier oft nicht im ausreichenden Maß auf ihre Gesundheit achten, weil sie sich zu sehr auf die Segnungen der westlichen Medizin verlassen. Demzufolge steht hier der kurative Aspekt im Mittelpunkt. Gesundheit wird definiert als Abwesenheit von Krankheit. Die Verantwortung für das eigene Wohlergehen wird letztlich der Medizin übertragen.

In der TCM wird dagegen der präventive Aspekt betont: Die persönliche Lebensführung ist so zu wählen, dass Krankheiten möglichst keine Chance haben, einen großen Schaden zu verursachen. Der Schlüssel für die eigene Gesundheit liegt daher erst einmal in den Händen jedes Einzelnen selbst. Krankheiten sollen durch Vorbeugung vermieden werden. Geeignete Maßnahmen sind vor allem gesunde Ernährung, körperliches Training, seelische Ausgeglichenheit und die Schaffung einer harmonischen Umgebung.

Vorbeugen ist besser als Heilen

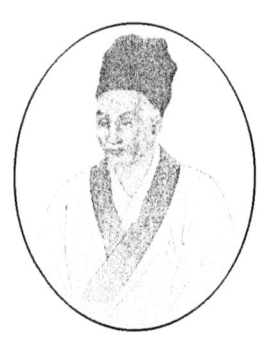

LI SHI-ZHEN
(1518-1593)

Die Chinesische Heilkräutertherapie

ist die wichtigste Therapieform der TCM. Ungefähr 90% aller Erkrankungen werden mit der Kräutertherapie behandelt.
Nach den Überlieferungen war der erste Heilkräuterspezialist der legendäre Kaiser Shen Nung, der noch heute als König der Heilmittel in den Tempeln der Medizin verehrt wird. Unter ihm entstand das Werk „shen nong ben cao jing" (500 - 200 v. Chr.), in dem bereits 365 Kräuter klassifiziert wurden.
Li Shi-Zhen schrieb dann etwa in der Zeit von 1590-1596 an seinem großen Werk *ben cao gang mu* = „Buch der heilenden Kräuter". Es ist wohl das bekannteste und monumentalste Buch über chinesische Heilkräuter. Shih-Zhen arbeitete 26 Jahre daran und verfasste 52 Bände in denen er 1892 Arten von tierischen, pflanzlichen und mineralischen Drogen in mehr als 8160 Rezepturen beschrieb. (Smith & Stuart, 1911/ Leung, 1998)

Die Kräuter werden nach speziellen Kriterien klassifiziert und unterschieden:
• Geschmack
• thermischer Eigenschaft
• Meridian und Organbezug
• spezieller Wirkung
• Indikation

und dann entsprechend zusammengestellt, so dass für jeden Patienten eine individuelle Rezeptur entsteht, die zur Prophylaxe, sowie zur Behandlung von Krankheiten eingesetzt wird. Die Kräutertherapie basiert ebenfalls auf den Grundlagen der TCM und erfordert ein noch detaillierteres Grundlagenstudium und Diagnosewissen als die Akupunktur.

Shiitake in der TCM

In der TCM werden dem Shiitake folgende Eigenschaften zugeschrieben: Er erhöht die *Yang*-Energie des Körpers, besitzt einen *süßen* Geschmack und ist von *neutralem Qi*. Das Organ, das ihm zugeschrieben wird ist der Magen. In der chinesischen Ernährungslehre wird der Shiitake dem Element „Erde" und der Farbe „Gelb" zugeordnet. Derartige Nahrungsmittel wärmen *Yang* und *Qi*.

Die *Yang*-Stärkung bedeutet, dass Shiitake generell bei Beschwerden des Unterleibs empfohlen wird, wie Gebärmuttervorfall, Magenvorfall oder Diarrhö.

Nahrungsmittel, die *süß* sind wirken auf Milz und Magen und dienen dazu, akute Symptome zu verlangsamen und die toxische Wirkung von Nahrung zu neutralisieren. *Süße* Speisen werden in Fällen empfohlen, in denen das Verdauungssystem geschwächt ist. (Jones, 1995)

Qi wird oft mit Energie oder Lebenskraft gleichgesetzt. Es gibt aber im Westen keine richtige Entsprechung für den Inhalt dieses Begriffes. Denn Qi fließt in der Vorstellung der Chinesen ähnlich wie das Blut durch den Körper in den so genannten *Meridianen*. Eine Pflanze oder ein Pilz mit *neutralem Qi* fördert die Wiederherstellung des inneren Gleichgewichts, der Balance zwischen Yin und Yang. (Gascoigne, 1997)

Eine Selbstbehandlung in Form von Mahlzeiten mit Shiitake oder seine Anwendung als Tee ist in den üblichen Portionen völlig risikolos (siehe Beispiele auf der nächsten Seite).

Typische Anwendungen des Shiitake in der TCM

- **Pilzvergiftungen:** 9 Gramm in Wasser kochen, die Abkochung über den Tag verteilt einnehmen
- **Masern bei Kindern:** 6 Gramm Pilze in Wasser kochen, Sud zweimal täglich einnehmen
- **Bauchschmerzen:** 9 Gramm Shiitake abkochen, tgl. einnehmen
- **Kopfschmerzen und Ohnmachtsanfälle:**
  jeden Tag gekochte Shiitake essen. Dosierung 8 Gramm je nach Stärke der Symptome
- **Hohe Cholesterinwerte oder Arteriosklerose:**
  täglich 9 Gramm getrocknete oder 90 Gramm frische Pilze. Pulverisiert oder in Kapseln
- **Bluthochdruck:** 8 Pilze täglich
- **Leberleiden:** 8 Pilze täglich
- **Diabetes:** 8 Pilze täglich
- **Schnupfen und Erkältungen:**
  6-8 Gramm Shiitake als Tee oder Extrakt

(Tabelle nach Liu & Bau, Fungi Pharmacopeia (Sinica) 1980. Nach Jones, 1995)

Die Gewichtsangaben beziehen sich auf getrocknete Pilze
Zur allgemeinen Gesundheitserhaltung: 3-4 Gramm Pilze täglich.

Da Shiitake ein millionenfach erprobtes Nahrungsmittel darstellt, ist eine Anwendung in den hier angegebenen Dosierungen harmlos und entspricht normalen bis etwas größeren Essens-Portionen.

Nebenwirkungen wie Völlegefühl oder Übelkeit, die meist auf zu große Portionen zurückgeführt werden können, treten selten auf und klingen rasch wieder ab. Allergien gegen das pilzliche Eiweiß sind äußerst selten und kommen etwas häufiger nur bei Pilzzüchtern vor. Dies äußert sich dann in einer Kontaktdermatitis oder allergischem Asthma.

Hinweis: Diese Empfehlungen ersetzen nicht den Arztbesuch!

Inhaltsstoffe

Shiitake ist als Pilz zunächst natürlich mit anderen Pilzen wie Champignon oder Austernpilz vergleichbar. Doch genauso wie Pflanzen können auch Pilze höchst unterschiedliche Inhaltsstoffe enthalten. Gemeinsam ist frischen Pilzen ihr hoher Wassergehalt, der sich durch offene Lagerung aber schnell verringern kann.

Nährwerte

Der essbare Teil des rohen Shiitake besteht zu über 90% aus Wasser. Der Pilz hat einen ausgezeichneten Nährwert bei niedrigem Kaloriengehalt.
100 Gramm frische Shiitake enthalten ca. 40 kcal. Damit liegen die Pilze im Nährwert zwischen Tomaten und Äpfeln.

Die nachfolgenden Werte sind auf getrocknete Pilze bezogen, da hier die prozentuale Zusammensetzung nicht so stark schwankt wie bei Frischware, die je nach Alter und Lagerung einen stark veränderlichen Wassergehalt besitzt.

Als Faustregel können Sie die folgenden Zahlen durch zehn dividieren und erhalten damit die ungefähren Werte für Frischpilze.

Anteil der Nährstoffe in Prozent der Trockenmasse	
Proteingehalt:	22,7-25,9%
Fettgehalt	3,2%
Kohlenhydrate	59,2%
davon wasserlöslich	1-5%
Ballaststoffe	54,2-58,2%
sonstige Ballaststoffe	10%

Proteine, Kohlenhydrate, Fette und Ballaststoffe

100 Gramm getrocknete Pilze haben einen Kaloriengehalt von ca. 400 kcal.; eine Portion von zwanzig Gramm enthält somit nur ungefähr 80 kcal. (Fasidi & Kadiri, 1990)

Kohlenhydrate

Der Kohlenhydrat-Anteil liegt bei 59,2% als Hauptbestandteil, davon sind 1-5% wasserlösliche Kohlenhydrate, somit also als verdaulich anzusehen. Den größten Teil machen unlösliche Stoffe aus, die zu den Ballaststoffen gerechnet werden. Der Anteil der sonstigen Ballaststoffe liegt bei 10%.

Shiitake enthält die essenziellen Aminosäuren Leucin und Lysin

Proteine und Aminosäuren

Wem ist schon bekannt, dass Pilze alle essenziellen Aminosäuren enthalten? So sind sie auch reich an Leucin und Lysin, die in pflanzlicher Kost oft in unzureichenden Mengen vorkommen. Bezüglich der Versorgung mit essenziellen Aminosäuren ist der Wert des Shiitake mit dem von Milch vergleichbar. (Jones, 1995)

Laboranalysen ergaben, dass die Gehalte an Aminosäuren, Proteinen, Mineralstoffen und anderen Nährstoffen während der Reifung des Fruchtkörpers zunehmen. Aufgrund dieser Erkenntnisse sollte man also möglichst die vollentwickelten Fruchtkörper wegen ihres maximalen Gehaltes an Inhaltsstoffen verzehren. (Fasidi & Kadiri, 1990)

wertvolle Linolsäure bildet den Fettanteil

Fette

Der Fettgehalt liegt bei 3,2% in der Trockenmasse mit dem wertvollen Hauptbestandteil Linolsäure.

Vitamine und Mineralstoffe

Shiitake ist eine gute Quelle für die Versorgung mit den Vitaminen B_1, B_2 und Niacin

Pilze sind allgemein gute Quellen für Vitamine wie B_1 (Thiamin), B_2 (Riboflavin), Niacin und für die Mineralstoffe Eisen und Phosphor. Einige Pilze liefern auch reichlich Vitamin D wie z.B. Champignons und vor allem der Shiitake. (Jones, 1995)

Zehn Gramm getrocknete Shiitake enthalten 2,02 mg Niacin (11% des täglichen Bedarfs), 0,19 mg Vitamin B_2 (13% des täglichen Bedarfs), 0,06 mg Vitamin B_1 (4% des täglichen Bedarfs).

Der Vitamin C-Gehalt scheint abhängig von der Frische und der Lagerung stark zu schwanken und liegt zwischen 0 und 60 mg. Vitamin B_{12} fehlt wohl völlig, obwohl ab und zu wieder Untersuchungen erscheinen, die dieses Vitamin nachgewiesen haben wollen. (Mizuno, 1995b)

Der Mineralstoffanteil des Shiitake beträgt im Mittel 4,7%, vor allem Kalium, Calcium und Phosphor. Wie bei vielen Gemüsearten und Früchten ist der Mineralstoffgehalt starken Schwankungen unterworfen und hängt sehr vom Substrat ab, auf dem der Pilz kultiviert wird. Beispielsweise kann der Calciumgehalt in Shiitake-Fruchtkörpern um das Dreifache gesteigert werden, wenn das Kulturmedium entsprechend angereichert wurde. (Sasaki, 1990)

Shiitake enthält viel Kalium

Schon allein wegen dieser Inhaltsstoffe ist der Shiitake für den ernährungsbewussten Menschen von heute interessant. Er ist eine gute Quelle für Proteine, Kalium und, sofern die Stiele mitverzehrt werden, für Zink, einem wichtigen Spurenelement für unser Immunsystem. (Jones, 1995)

Zink ist wichtig für das Immunsystem

Vitamin D

Ein besonderes Kennzeichen des Shiitake ist sein hoher Anteil an *Ergosterin*, der Vorstufe des Vitamin D, in welches es sich auch unter Sonneneinstrahlung umwandelt. (Ying et al., 1987)

Tatsächlich zeigten verschiedene Versuche, eine Erhöhung des Vitamin D-Gehaltes um das 2,5 bis 5-fache, wenn man Shiitake drei Stunden lang direktem Sonnenlicht aussetzte. Shiitake ist damit eine gute Quelle für dieses Vitamin und liefert zwischen 873 und 4.381 IE/100g Trockenmasse, was etwa 20-100 µg entspricht (1 IE ~ 0,025 µg). (Kobayashi et al., 1988)

Sonnentrocknung erhöht den Anteil an Vitamin D

Empfohlen wurde 1991 von der DGE (Deutschen Gesellschaft für Ernährung) eine Zufuhr etwa 10 µg für Kleinkinder, und eine Mindestzufuhr von etwa

DGE-Empfehlung für Vitamin D

Vitamin D - Wichtig für Vegetarier

Zuwenig Vitamin D kann zu Erkrankungen führen

5 µg für Erwachsene. Ab 100 µg beginnt beim Erwachsenen die Schwelle zur Toxizität. (Elmadfa et al., 1996)

Eine Portion von 10g an der Sonne getrocknetem Shiitake (10 kleine oder 5 große Pilze), deckt in der Regel den Bedarf bereits um das Doppelte.

Wichtig ist das Vitamin D für den Calcium-Haushalt des Körpers und somit für die Knochenfestigkeit. Eine regelmäßige Zufuhr von Vitamin D und Calcium beugt dem Knochenabbau im Alter vor.

Besonders interessant ist die Vitamin D-Versorgung für Vegetarier und insbesondere Veganer, die wegen der Vermeidung von tierischem Eiweiß leicht an einem Mangel an Vitamin D leiden können. (Jones, 1995)

Als Folgen einer unzureichenden Vitamin D-Zufuhr werden besonders in den lichtarmen, hohen nördlichen Breiten erhöhte Raten an Brust- und Darmkrebs vermutet. Verringert ist dann auch die Zahl der NK-Zellen (ein Bestandteil des Immunsystems). Geringe Zahlen der NK-Zellen werden auch beim *Chronischen Müdigkeitssyndrom* beobachtet; es scheint ein direkter Zusammenhang mit der Vitamin D-Zufuhr zu bestehen. Abhilfe schafft hier im Winter reichlich Sonne tanken, um die körpereigene Vitamin D-Produktion anzukurbeln. Oder Shiitake essen!

Calciferol (Vitamin D$_2$)

Geschmack- und Aromastoffe

Als Komponenten die dem Shiitake den in Japan so beliebten *Umami*-Geschmack verleihen, sind folgende Stoffe beteiligt: Glutamat, Nukleotide, freie Aminosäuren, niedermolekulare Peptide, organische Säuren und verschiedene Zucker. (Mizuno, 1995b)

Der Geschmack hängt letztlich von dem Verhältnis der genannten Stoffe zueinander ab und ist beim Shiitake besonders ausgewogen. Das Aroma wird durch die Trocknung noch verstärkt, da der Anteil an Nukleotiden noch stärker zunimmt, und synergistisch mit dem enthaltenen Glutamat wirkt. Jeder Feinschmecker wird den Geschmacksunterschied zwischen frischen und getrockeneten Shiitake sicher gern bestätigen.

Bestrahlung mit Sonnenlicht erhöht auch den Anteil an freien Aminosäuren, der über 2.180 mg in 100g getrockneten Fruchtkörpern beträgt und deren Geschmack dadurch süßlicher und angenehmer wird. (Kiribuchi, 1991)

Die Hauptbestandteile der Aromastoffe im frischen Fruchtkörper bilden höhere Alkohole und Ketone, die den typisch pilzigen Geruch verursachen. Beim Trocknen oder Erwärmen bilden sich zusätzlich noch zyklische Schwefelverbindungen. Hier vor allem Lentionin, das für das feine knoblauchartige Aroma sorgt. (Mizuno, 1995b)

Japaner lieben den besonders feinen Geschmack des Shiitake

Lentionin verursacht das knoblauchartige Aroma

Polysaccharide sind: Stärke, Glykogen, Zellulose, Chitin u.v.a.

Polysaccharide

Polysaccharide oder Kohlenhydrate kommen überall in der in der belebten Natur vor. Zum einen sind Kohlenhydrate wichtige Nahrungsbestandteile wie z.b. Stärke oder körpereigene Energiespeicherstoffe wie das Glykogen in der menschlichen Leber. Zum anderen sind sie auch weit verbreitete Gerüststoffe, wie sie sich in den Zellwänden von Bakterien, Pilzen und Pflanzen in Form von Zellulose, Lignin, Chitosan oder als Chitin im Außenskelett von Insekten wieder finden.

Bis auf Stärke sind die meisten Kohlenhydrate nicht vom menschlichen Körper verwertbar, doch als Ballaststoffe spielen sie in der moderne Ernährungslehre eine bedeutsame Rolle: Sie dienen als verdauungsfördernde Stoffe, die mithelfen, unerwünschte Stoffe wie Gifte oder auch Cholesterin rasch aus dem Darm auszuscheiden. Sie erhöhen angeblich auch die Glukose-Toleranz bei Diabetikern.

Beta-Glukane stimulieren das Immunsystem

In vielen Pilzen, vor allem solchen, die schon lange in der asiatischen Volksmedizin verwendet werden, hat die Forschung bestimmte Polysaccharide ausgemacht, die als Immunstimulantien dienen, vor allem die *Beta-Glukane*. Sie regen das Immunsystem auf natürliche Weise an, ohne dass Begleiterscheinungen wie eine überhöhte Allergieanfälligkeit oder verstärkte Autoimmunreaktionen auftreten. Im Gegenteil, meist nehmen solche Verfehlungen des Immunsystems sogar ab. Einige Pilze wie der *Reishi* oder der *Pappel-Trichterling* haben sogar deutliche antiallergische Eigenschaften! Eine Krankheit wie das *Chronische Müdigkeitssyndrom* läßt sich sogar direkt auf ein unteraktives Immunsystem zurückführen.

Stärkung des Immunsystems mit Hilfe von Pilzen

Diese Eigenschaft von einigen Pilzen, dass Immunsystem zu stärken, machen sich die traditionellen Heilverfahren in Ostasien schon lange zunutze. Auch die moderne medizinische Wissenschaft nimmt sich immer stärker dieses Themas an. Nicht zuletzt wegen der zahlreichen Arbeiten die in den letzten Jahren in Japan und in China erschienen sind, werden auch hier im Westen und vor allem in den USA die Forschungen in diese Richtung verstärkt.

Ballaststoffe

sind hochmolekulare Substanzen wie die Polysaccharide Zellulose, Chitosan, Lignin und andere. Sie sind größtenteils unverdaulich und können daher vom menschlichen Organismus nicht verwertet werden. Inzwischen werden Ballaststoffe zu den wertvollen Inhaltsstoffen in der Nahrung gerechnet, da sie die Verdauung auf natürliche Art und Weise anregen und zur Selbstentgiftung des Darms beitragen.

Ballaststoffe reinigen und schützen den Darm

Auch Shiitake ist reich an Ballaststoffen. Hier bestehen die Ballaststoffe vor allem aus wasserlöslichen Bestandteilen wie Beta-Glukanen und Pektin, sowie wasserunlöslichen Stoffen, die sich nur mit Salzlösungen, Säuren oder Basen lösen lassen, wie Polyuronsäuren (saure Polysaccharide), Hemizellulosen, Lignine und Chitosan (= pilzliches Chitin).

Shiitake ist besonders reich an Ballaststoffen

Da die Ballaststoffe des Shiitake nahezu unverdaulich sind, dienen sie nicht als Energielieferant. Ihr Nutzen liegt vielmehr darin, dass sie im Darm aufquellen und so als mildes Abführmittel dienen. Weiterhin können sie während ihrer Darmpassage gefährliche, potentiell Krebs erregende Stoffe absorbieren. So verhindern oder erschweren die Ballaststoffe des Pilzes die Aufnahme von möglichen Schadstoffen in den menschlichen Körper und sorgen durch die leicht abführende Wirkung für ein rasches Ausscheiden von potenziell gefährlichen Substanzen.

Die Ballaststoffe von vielen Pilzen enthalten Beta-Glukane, die der Entwicklung von Tumoren entgegen wirken können. Diese Eigenschaft beugt vor allem Krebserkrankungen des Dickdarms vor. Zusätzlich sind Ballaststoffe ein gutes Nährmedium für bestimmte Bakterien in der Darmflora, die ihrerseits

Eine gesunde Darmflora schützt vor Krankheit

eine gewisse Schutzfunktion gegen Thrombosen, Bluthochdruck und Diabetes ausüben. Der cholesterinsenkende Effekt des Shiitake liegt zum Teil wohl daran, dass das Cholesterin von den Ballaststoffen aufgenommen und durch Ausscheidung entsorgt wird. (Mizuno, 1995b)

Die Senkung des Cholesterinspiegels sollte aber nicht überbewertet werden, da diese in der Regel nur vorrübergehender Natur ist und oftmals krass überbewertet wird (siehe nebenstehendes Kästchen)!

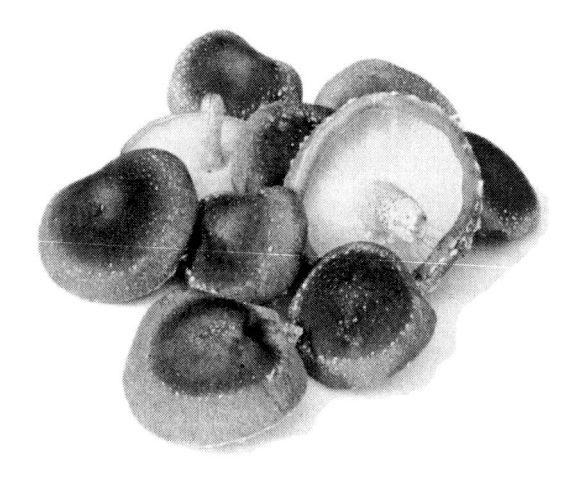

Cholesterin ist lebenswichtig!

Eine provozierende These? Mitnichten! Angesichts der Tatsache, dass die „Schädlichkeit" des Cholesterins wohl inzwischen allen Menschen sattsam eingetrichtert wurde - wird oftmals vergessen, dass Cholesterin (engl. *Cholesterol*) vielfältige Aufgaben in unserem Organismus übernimmt. Der Mensch produziert es sogar selbst in einer Größenordnung von einem bis anderthalb Gramm täglich. Diese Zahl schwankt vor allem durch die mit der Nahrung aufgenommene Menge. D.h. der menschliche Körper reagiert hier sehr flexibel.

Dafür benötigt der Körper Cholesterin:
- es ist ein unersetzlicher Bestandteil von Zellmembranen
- Gallensäuren für die Fettverdauung werden vom Körper aus Cholesterin hergestellt
- viele Hormone könnten ohne Cholesterin gar nicht gebildet werden
- ist wichtig für das Gehirnwachstum
- rote Blutkörperchen können nur bei ausreichender Zufuhr von Cholesterin gut funktionieren
- Cholesterin stärkt das Immunsystem

Langfristig läßt sich der individuelle Cholesterinspiegel ohnehin kaum senken, da es Rückkopplungsmechanismen gibt, die den Gehalt an Cholesterin im Blut trotz ausgefeilter Diäten wieder in Höhen treibt, wie sie vor Beginn der Diät herrschten. Im Laufe der Jahreszeiten, der Monate und sogar innerhalb eines Tages kann der Cholesterinspiegel stark schwanken.

Reines, unverändertes Cholesterin in normalen Dosierungen kann kaum die oftmals zitierten Horrorszenarien verursachen. Wirklich gefährlich scheint dagegen Oxycholesterin, ein Abkömmling des Cholesterins, zu sein. Jenes Cholesterin also, welches der Luft ausgesetzt war, z.B. indem man es dem Futter der Veruchstiere aufsprüht. Dieses oxidiert dann zu Oxycholesterin, welches nahezu unverändert aus der Nahrung aufgenommen wird und mit dem Blut in alle Zellen des Körpers gelangen kann. Versuche mit Oxycholesterin zeigten dann tatsächlich jene Veränderungen, die zu Arteriosklerose und Herzinfarkt führen und zwar schon bei Zufuhr geringer Mengen!

Nach Pollmer u.a.: Prost Mahlzeit! Krank durch gesunde Ernährung. 2. Auflage 1997, Kiepenheuer & Witsch. Ein sehr empfehlenswertes Buch! (Anm. d. Autors)

Besondere Inhaltsstoffe

Lentinan, LEM, Eritadenin und Thioprolin

Der Shiitake ist die Quelle für mehrere, inzwischen gut untersuchte, Inhaltsstoffe mit nachgewiesenen pharmakologischen Effekten: Lentinan, LEM, Eritadenin und Thioprolin (TCA) und einige andere, weniger bekannte Substanzen. (Hobbs, 1995)

Diese Stoffe wurden schon seit einigen Jahren - wegen ihrer äußerst interessanten Wirkungen - intensiv untersucht. Daneben fanden die Forscher inzwischen noch zahlreiche weitere wirksame Substanzen in dem Pilz. (Hobbs, 1995)

Bedauerlich ist nur, dass die Ergebnisse meist auf den Daten von Tierversuchen beruhen, deren Ergebnisse - abgesehen von der moralischen Qualität - ohnehin nicht so einfach auf den Menschen angewendet werden können. Zu bemängeln ist auch, dass viele Untersuchungen beim Menschen oftmals ohne entsprechende Kontrollgruppen durchgeführt wurden, sodass hier noch ein gewisser Forschungsbedarf besteht.

Lentinan

Lentinan
In Japan ist es als Medikament in der Krebstherapie zugelassen

Lentinan ist in Japan als Medikament zugelassen und wird bei der Behandlung von einigen Krebsarten von der japanischen Gesundheitsbehörde offiziell empfohlen. Lentinan ist wohl der Inhaltsstoff des Shiitake der am besten untersucht wurde. Diese Substanz wird bei der üblichen Zubereitung des Shiitake als Speisepilz - wenn überhaupt - nur in äußerst geringen Mengen vom menschlichen Körper aufgenommen. Daher wird Lentinan für therapeutischen Zwecke in Reinform aus dem Shiitake gewonnen und den Patienten in die Venen oder in die Bauchhöhle injiziert. (Hobbs, 1995)

Lentinan wurde erstmals von Chihara und Kollegen 1969 isoliert und als ein Beta-Glukan (das ist eine bestimmte Gruppe von Polysacchariden, die in Pilzen sehr häufig vorkommen) beschrieben. Es ist ein Zellwandbestandteil, der aus dem Fruchtkörper und/oder dem Myzel von *Lentinula edodes* gewonnen wird. Aus 200 kg frischen Shiitake können bis zu 31 Gramm Lentinan extrahiert werden. Die optimale, tägliche Dosis bei der Krebsbehandlung liegt bei 1-5 mg/kg Körpergewicht. Niedrigere oder höhere Mengen führen zu geringeren Effekten. (Mizuno, 1995b)

Für die Gewinnung von einem Gramm Lentinan werden ca. 6,5 kg frische Pilze benötigt

Leider scheint Lentinan nicht gegen alle sondern nur gegen bestimmte Arten von Tumoren zu wirken z.B. Brustkrebs oder Magenkrebs. (Maeda et al., 1974)

Wirksam bei Brust- und Magenkrebs

Seltene Nebenwirkungen in dieser Dosierung: harmlose Hautausschläge, die über dem Zeitraum der Behandlung rasch wieder abklingen. (Jones, 1995)

Wegen seines Aufbaus als reines Glucan-Kohlenhydrat ist es äußerst unwahrscheinlich, dass es ein Auslöser von Allergien sein kann. Daher sind allergische Reaktionen gegen Lentinan höchst unwahrscheinlich. Falls diese doch auftreten sollten, sind sie sehr wahrscheinlich auf Verunreinigungen zurückzuführen. (Jones, 1995)

Lentinan ist wasserlöslich, hitzestabil, säurefest und empfindlich gegenüber Alkalien. In Reinform ist es ein hochmolekulares Polysaccharid (Molekulargewicht über eine Million), mit einer Tripel-Helix-Struktur, die nur aus Glukose-Molekülen besteht. (Aoki, 1984b)

Das Beta-Glukan Lentinan gehört zu den Polysacchariden

Es wird angenommen, dass diese Konfiguration der Glukose-Moleküle in einer Helix-Struktur entscheidend für die pharmakologischen Wirkungen ist. Lentinan ist völlig frei von Stickstoff- (und damit auch von Proteinen), Phosphor-, Schwefel-Verbindungen und enthält nur Kohlenstoff, Sauerstoff und Wasserstoff. (Chihara, 1981)

Dass Lentinan und andere Beta-Glukane anderer Pilze das Immunsystem aktivieren ist erwiesen. Es wurde für diese Stoffe auf Monozyten (das sind Vor-

Es gab schon einzelne, spektakuläre Heilerfolge mit Lentinan

läufer der Makrophagen, der großen Fresszellen des des Immunsystems) auch schon ein spezieller Rezeptor gefunden, der bei Aktivierung durch Beta-Glukane das Immunsystem anregt. (Borchers et al., 1999)

Lentinan aus dem Shiitake zeigt eine nachgewiesene Antikrebs-Wirkung. Sogar einige von den Ärzten schon aufgegebene, scheinbar unheilbare Krebspatienten wurden geheilt, bzw. ihr Zustand konnte wesentlich verbessert werden. Daher wird Lentinan in Japan vorwiegend klinisch als Immuntherapeutikum bei Tumorpatienten verwendet.

Lentinan kann auch vorbeugend bei Gegenwart von karzinogenen Stoffen zum Schutz gegen das Auftreten von Tumoren verwendet werden. Da es zu diesem Zweck injiziert werden muss, wird Lentinan nicht im Alltagsleben als Krebsvorsorge eingesetzt.

Shiitake enthält noch weitere Beta-Glukane

Dennoch enthält der Shiitake eine ganze Reihe weiterer Beta-Glukane mit vermutlich antikanzerogener Wirkung, die auch nach oraler Aufnahme schützend wirken, indem sie das Immunsystem auf ähnliche Weise wie Lentinan stärken. (Kurashige et al. 1997)

LEM

LEM ist ein Produkt, das aus einem pulverisierten Extrakt vom Myzel des Shiitake gewonnen wird, bevor sich die Fruchtkörper entwickeln.
Der Hauptbestandteil von LEM sind Polysaccharide mit Proteinanteilen so genannte Heteroglykane. Der Myzelextrakt enthält über 24,6% Protein und 44% Zuckerstoffe, vor allem die Pentosen Xylose (Holzzucker) und Arabinose (ein Pektin), sowie Glukose und geringere Anteile an Galaktose, Mannose und Fruktose.
LEM enthält zudem noch verschiedene Nukleinsäure-Derivate, einige B-Vitamine vor allem B-1 (Thiamin) und B-2 (Riboflavin), Ergosterin, und Eritadenin, das gegen erhöhte Cholesterinwerte helfen soll. (Breene, 1990)
Im Tierversuch hat LEM das Wachstum von Leberkrebs gehemmt. Es soll auch bei Infektionen mit Hepatitis B wirksam sein. (Mizuno, 1995b)
Diese Wirkung wird auf die aktiven Polysacchariden und Protein-Polysaccharid-Komplexe sowie auf wasserlösliches Lignin in LEM zurückgeführt. (Hanafusa et al., 1990)

LEM = Lentinula Edodes Myzel

LEM enthält zudem noch Vitamine und Eritadenin

In Deutschland ist unter dem geschützten Namen Mykofarina® ein weiterer Extrakt aus dem Shiitake und dessen Myzel als Nahrungsergänzungsmittel im Handel. Mykofarina® soll nach nach Angaben der Hersteller bei folgenden Beschwerden schon geholfen haben soll: Bluthochdruck, Thrombosen, Migräne, Arthritis, Rheuma, erhöhten Cholesterin- und Harnsäurewerten.

Ähnlich wie LEM wirkt Mykofarina®

Krankheitsursachen

Dickes Blut fördert Krankheiten

Nach Ansicht der chinesischen Medizin haben zahlreiche Krankheiten ihren Ursprung in der mangelhaften Konsistenz des Blutes. Denn wenn das Blut zu dickflüssig ist, können z.b. Arteriosklerose, Herzinfarkte, Schlaganfälle und andere Leiden die Folge sein.

Manche Krankheiten verursachen dickes Blut

Andere Krankheiten wiederum verursachen zunächst eine Blutverdickung, als da wären Rheuma, Malaria, Scharlach, Diphterie, Krebs, Erkältungen, verschiedene Geschwüre und vieles andere mehr. Solche Krankheiten fördern - insbesondere bei vorbelasteten Patienten - die Neigung zu Thrombosen (Blutgerinnsel), die ihrerseits Schlaganfällen und Herzinfarkten führen können.

So verwundert es nicht, dass Shiitake in der chinesischen und japanischen Volksheilkunde bei der Mehrzahl dieser Krankheiten verwendet wird.

Shiitake gegen Impotenz

Sogar Impotenz, die von den alten Chinesen oftmals mit dem so genannten „dicken Blut" in Zusammenhang gebracht wurde, wurde mit Shiitake erfolgreich behandelt. Der Wirkungsmechanismus soll darauf beruhen, dass die feinen Arterien im Penis durch die antithrombotischen Eigenschaften des Shiitake wieder „gängiger" für die Blutzirkulation gemacht werden. Manche Forscher machen hier auch das Zink für diesen Effekt verantwortlich, welches in den Stielen des Pilzes vorkommt. Dessen Konzentration ist aber je nach Kultursubstrat starken Schwankungen unterworfen. (Jones, 1995)

Eritadenin

Im Zusammenhang mit der Senkung des Cholesterinspiegels und der antithrombotischen Wirkung wurde als die wichtigste Substanz, die diese Wirkung verursacht, das Purinderivat *Eritadenin* identifiziert. Der unhandliche chemische Name für diese Verbindung lautet: 6-Amino-alpha,beta-dihydroxy-9H-Purin-9-Butansäure.

Durch Trocknung oder Erwärmung des Shiitake entstehen eine Reihe niedermolekularer Nukleinsäure-Bestandteile wie AMP, GMP, Eritadenin (= Lentinacin oder Lentysin) und Desoxylentinacin (beide Stoffe sind Derivate des Adenins), die die Verklumpung von Blutblättchen stark einschränken und somit Thrombosen entgegenwirken. (Mizuno, 1995b)

Bereits 1981 wurden Nukleinsäuren als aktive Substanzen gegen Thrombosen in hoher Konzentration im wässrigen Extrakt des Shiitake nachgewiesen. (Jones, 1995)

Eritadenin senkt zudem den Cholesterinspiegel im Serum (von Mäusen): Seine Wirkung beruht nicht - wie bei den meisten Medikamenten - auf einer Hemmung der Cholesterin-Biosynthese, sondern auf einer schnelleren Umsetzung des Cholesterins, welches somit rascheren abgebaut wird. (Mizuno, 1995b)

Von allen Pilzen, die bisher auf antithrombotische Eigenschaften untersucht wurden - es waren sehr viele, die wirksam waren - war der Shiitake nach dem Reishi (einem legendenumwobenen, heute aber ebenso kultivierbaren medizinalen Pilz) der aktivste. Dieser bei uns nahezu unbekannte Pilz wird in den USA neben der Behandlung von Herzkrankheiten auch zur Behandlung des *Chronischen Müdigkeitssyndroms,* bei Autoimmunerkrankungen und bei Krebs eingesetzt. Sein Gebrauch in Ostasien ist natürlich noch viel umfangreicher.

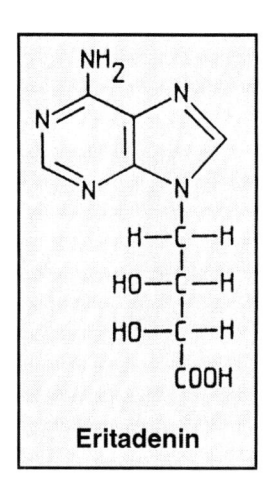

Sehr gut wirksam als „Blutverdünner" ist auch die Chinesische Morchel oder Mu-Er-Pilz, der eine typische Beilage in vielen chinesischen Gerichten ist. Dieser Pilz wächst auch bei uns und ist häufig auf sterbendem oder totem Holunderholz zu finden, Viele kennen ihn hierzulande als Judasohr.

Thioprolin TCA

Thioprolin fängt gefährliches Nitrit

Thioprolin (= Thiazolidin-4-Carboxylsäure) ist eine Aminosäure, die als Nitritfänger fungiert. Nitrit vor allem aus geräucherten Fleisch und Wurstwaren, bildet beim Erhitzen oder in geringeren Mengen auch im Körper (v.a. im Magen) Krebs erregende Nitrosamine. In Gegenden beispielsweise wo traditionell viel Geräuchertes oder Gepökeltes verzehrt wird, liegt die Magenkrebsrate weit über dem Durchschnitt.

Der Körper produziert gefährliches Nitrit auch selber aus aufgenommenem Nitrat (hier vor allem winterliches Blattgemüse wie Spinat oder Kopfsalat) oder sogar durch das Immunsystem. Denn Makrophagen produzieren selbst auch Nitrite, wenn sie im Kampf gegen Krankheitserreger mobilisiert werden. Hier wirken diese Giftstoffe aber höchst gezielt gegen Schaderreger und nicht undifferenziert gegen menschliche Zellen. (Jones, 1995)

Thioprolin kommt reichlich in gekochten Shiitake vor

Die Gefahr, die vom Nitrit ausgeht, kann durch größere Mengen von Fängerstoffen verringert werden. Ein solcher Stoff ist das Vitamin C, welches allenfalls in frischen Shiitake in geringen Mengen vorkommt, dafür aber reichlich in anderen Obst und Gemüse. Das Thioprolin hingegen, kommt reichlich in gekochten Shiitake vor. In den ganz frischen Pilzen ist es gar nicht nachweisbar, denn es entsteht erst während des Kochens der Pilze.

Ungekochte Shiitake enthalten keine nachweisbaren Mengen von dem Nitrit-abbauenden Stoff Thioprolin (TCA), während getrocknete Shiitake 134 mg/100g und gekochte sogar 843 mg/100g (Trockengewicht) enthalten. (Kurashima et al., 1990)

Auch unser Körper kann kleinere Mengen dieses Radikalenfängers in der Leber erzeugen. Durch zusätzliche Zufuhr von TCA über die Nahrung oder durch Medikamente kann das Ausscheiden von Nitrit über den Urin um bis zu 300% gesteigert werden. (Kurashima et al., 1990; Tsuda et al., 1988)

Thioprolin, Thiazolidin-4-Carboxylsäure

Wirkungen der Inhaltsstoffe

Die Inhaltsstoffe des Shiitake haben ein relativ großes Wirkungsspektrum, wie die zahlreichen Forschungen in chinesischen, amerikanischen und vor allem japanischen Labors in den letzten Jahren zeigten:

- **Stärkung des Immunsystems**
Vorbeugender Schutz vor Krankheiten. Geschwächte oder irritierte Abwehrkräfte werden wieder normalisiert. Lentinan wird in Japan zur Immuntherapie verwendet.

- **Wirkungen gegen Tumor und Krebs**
Eine Schutzwirkung vor einigen Krebsarten scheint durch regelmäßigen Verzehr oder Einnahme von Shiitake-Präparaten gegeben zu sein.

- **Antivirale Wirkungen**
Shiitake, bzw. Shiitake-Präparate bewirken einen leichteren Verlauf bzw. ein rascheres Abklingen von Erkältungskrankheiten und Grippe.

- **Wirkungen gegen Bakterien und Parasiten**
Indirekte Wirkung durch Stärkung des Immunsystems hilft z.b. bei Tuberkulose-Infektionen und Bilharziose-Parasiten.

- **Leberschutzfunktion**
Besondere Wirkung der Myzelextrakte bei Leberentzündung und umweltbedingten Leberschäden.

- **Wirkungen auf das Herz-Kreislauf-System**
Durch erhöhte Cholesterinausscheidung und gesteigerte Fließfähigkeit des Blutes werden die Körperfunktionen verbessert. Dadurch erhöhen sich Leistungsvermögen und Wohlbefinden.

Stärkung des Immunsystems

Der menschliche Körper produziert selbst eine ganze Anzahl von aktiven Schutzzellen, um sich vor Eindringlingen wie Bakterien, krank machenden Pilzen oder Viren zu schützen. Aber auch entartete körpereigene Zellen werden vom Immunsystem erkannt und bekämpft. Dabei spielen Makrophagen, T-Zellen und Helfer-T-Zellen eine wichtige Rolle an der direkten Front: Sie bekämpfen einerseits aktiv gefährliche Zellen oder regen "schlafende" B-Lymphozyten an, indem sie ihnen Antigene der Schaderreger präsentieren. Durch den Kontakt mit diesen Antigenen werden die B-Lymphozyten aktiviert. Sie vermehren sich nun explosionsartig und produzieren in großer Zahl Antikörper, so genannte Immunglobuline, die sich an die unerwünschten Zellen heften. Dadurch werden die gefährlichen Zellen zusätzlich markiert, so dass Makrophagen und T-Zellen sie noch besser aufspüren und vernichten können.

Der oben geschilderte Vorgang ist natürlich in Wirklichkeit viel komplexer. Der Shiitake oder vielmehr einige seiner Inhaltsstoffe wie die Polysaccharide mobilisieren T-Zellen und andere Zellen des Immunsystems, die ihrerseits die Makrophagen (= Fresszellen) zu größerer Aktivität anregen. Dies ist eine von mehreren Möglichkeiten, wie Shiitake das Immunsystem anregen kann. (Jones, 1995)

Lentinan, welches aus dem Shiitake gewonnen wird greift gezielter und massiver, als die anderen Polysaccharide des Pilzes in das Immunsystem des Patienten ein. Ursprünglich nahmen die Wissenschaftler an, dass diese Anregung nur im geschwächten Immunsystem geschehe, aber nicht im gesunden. Deshalb sprach man zuerst von einer *Immunrestaurierenden* Wirkung. Doch spätere Forschungen deckten auf, dass während einer Behandlung mit Lentinan eine wahre Aktivierungskaskade im Immunsystem stattfindet. Dies zeigt sich deutlich im Anstieg von bestimmten Serum-Proteinen des Abwehr-

So funktioniert das Immunsystem

Lentinan bewirkt eine Aktivierungskaskade im Immunsystem

Spezielle Wirkungen von Lentinan auf das Immunsystem

systems nach einer Behandlung mit Lentinan. Man weiß jedoch bis heute noch nicht genau, welche Vorgänge sich auf molekularer Ebene abspielen, wenn Lentinan verabreicht wird. (Maeda et al., 1974)

Die folgenden Wirkungen stellten sich ein, nachdem Lentinan an Menschen oder Tiere verabreicht wurde:

- Lentinan steigert die Produktion von Interleukin-1, welches die Reifung von T-Zellen beschleunigt. (Sakamaki et al., 1993)

- Lentinan aktiviert die Natürlichen Killerzellen (NK-Zellen), die das Wachstum von Tumorzellen unterdrücken. (Tani et al., 1992)

- Lentinan stimuliert auch die Helfer-T-Zellen und steigert deren Konzentration im Blutplasma. (Liu et al., 1988)

- Lentinan befähigt bestimmte B-Lymphozyten sich zu besonderen Killerzellen (LAK) zu entwickeln. (Tani et al., 1993, Arinaga et al., 1992a)

- Intravenöses Lentinan fördert die Produktion von Tumornekrosefaktor und Interleukinen, die ihrerseits wieder B-Lymphozyten zum vermehrten Wachstum anregen. (Arinaga et al., 1992b)

- Lentinan regte im Laborversuch die Immunglobulin-Produktion genauso stark an wie Interferon im Blut von Krebspatienten. (Miyakoshi & Aoki, 1984b)

- Lentinan kann auch die Prostaglandin-Synthese hemmen. Bestimmte Prostaglandine wirken als Hemmstoffe im Immunsystem und können die Reifung von T-Zellen verlangsamen. (Aoki, 1984b)

- Lentinan erhöht die Zahlen von aktiven T-Zellen und anderen Immunzellen in der Milz, wenn es Magenkrebs-Patienten während der Chemotherapie gegeben wird. Eine Chemotherapie belastet ansonsten das Immunsystem außerordentlich stark. (Takahashi et al., 1992)

Die Wirkung von Shiitake auf die Aktivierung des Immunsystems ist besser als die von allen anderen bisher getesteten Pilzarten. (Jeong et al., 1990)

Aus diesem Grund wird in Japan Lentinan häufig bei einer Immuntherapie verabreicht um das Immunsystem vor den negativen Folgen der Chemotherapie zu bewahren. Zu diesem Zweck ist es besonders wichtig, dass die Immuntherapie mit der Chemotherapie genau abgestimmt wird, um Folgeerkrankungen möglichst zu vermeiden. Der Einsatz von Lentinan führt dazu, dass die Lebensdauer und Lebensqualität der Patienten steigen. (Hosokawa et al., 1981)

Die Fähigkeit von Lentinan, das Immunsystem zu beeinflussen, ist ziemlich eng verknüpft mit der Veränderung einiger hormoneller Faktoren, von denen man annimmt, dass sie ebenfalls für das Tumorwachstum von Bedeutung seien. Die Wirkung von Lentinan lässt beispielsweise stark nach, wenn gleichzeitig die Hormone Thyroxin und Hydrocortison gegeben werden. (Aoki, 1984b)

Lentinan aus Shiitake wird in Japan häufig für Immuntherapien verwendet

Negative Wechselwirkung mit den Hormonen Thyroxin und Hydrocortison

Wirkungen gegen Tumor und Krebs

Neuere Statistiken zeigen, dass jeder Dritte irgendwann im Laufe seines Lebens an Krebs erkranken kann! Eine häufige Ursache für Krebs ist das in der Nahrung (v.a. in vielen Fleisch- und Wurstwaren, aber auch Blattgemüsen) vorhandene Nitrit. Sobald Pilze wie Shiitake getrocknet oder erhitzt werden, entstehen Wirkstoffe, welche die Bildung von karzinogenen Nitrosaminen aus Nitrit verhindern. Ungekochte Shiitake enthalten keine nachweisbaren Mengen von dem Nitrit-abbauenden Stoff Thioprolin (TCA), während getrocknete Shiitake 134 mg/100g und gekochte sogar 843 mg/100g (Trockengewicht) enthalten. (Kurashima et al., 1990)

Der Genuß von Shiitake schützt vor Nitritbelastung

Shiitake verfüttert schützt Mäuse vor Krebs

Von Interesse für den genießenden Pilzesser und gesundheitsbewussten Anwender ist es, ob Shiitake als ganzes einen Antitumor-Effekt zeigen, ob er nun in Form von Tee, Nahrungszusatz, Beilage, Kapseln, Tabletten, als Pulver oder als Extrakt eingenommen wird. Auf der Basis der zahlreichen Wirkungen verschiedener aktiver Bestandteile des Shiitake scheint dies ziemlich wahrscheinlich. Bei einem Fütterungsversuch mit Mäusen reichte schon ein Zusatz von 10% des pulverisierten Pilzes zur Nahrungsmenge, das Wachstum einiger (leider nicht aller) Tumoren zu hemmen. Die Forscher konnten in den Mäusen eine erhöhte Makrophagen-Aktivität feststellen. Makrophagen oder Fresszellen spielen eine wichtige Rolle im Kampf des Körpers gegen bösartige Tumorzellen. (Nanba et al., 1987)

Viele Versuche zeigten, dass die orale Gabe von Lentinan zwar die Zahl der weißen Blutkörperchen nicht erhöht, wohl aber die Zahl der Helfer-T-Zellen. Der T-Zellen-Anteil stieg bis zum ersten Monat während der Gabe an, um nach weiteren acht Wochen wieder auf das normale Niveau zu sinken, was auf einen Gewöhnungseffekt zurückzuführen ist. (Hanaue et al., 1989)

Injiziert wirkt Lentinan am besten

Am stärksten von allen Shiitake-Extrakten erwiesen sich in der Tumorbekämpfung jedoch Injektionen mit Lentinan. (Ikekawa et al., 1969)

Kombiniert man Lentinan und Interleukin 2 in der Behandlung miteinander so können Mikrometastasen in der Lunge deutlich in ihrem Wachstum gehemmt werden. Eine wichtige Voraussetzung für den Körper, diese entarteten Zellen selbst bekämpfen zu können. (Yamasaki et al., 1989)

Neben Lentinan weisen auch andere Polysaccharid-Extrakte aus dem Shiitake Wirkungen gegen Tumoren auf und stimulieren das Immunsystem, indem sie vor allem die so genannten Fresszellen oder Makrophagen zu gesteigerter Aktivität anregen. (Chihara, 1969, Cao et al., 1989, Jiang, 1986)

Die Immunmechanismen hinter den verschiedenen Krebstypen sind derart komplex, dass in bestimmten Situationen oder bei bestimmten Personen Lentinan oder jedes andere Immunstimulans nützlich oder unbrauchbar sein kann. Die besten Resultate werden erzielt, wenn Lentinan in Verbindung mit anderen Therapien zur Krebsbehandlung unter genau abgestimmten Bedingungen angewendet wird. (Chihara, 1981)

Antivirale Wirkungen

Da einige Viruserkrankungen wie AIDS und andere oft nur sehr schlecht mit den üblichen Medikamenten behandelt werden können, ist es sehr interessant, dass Lentinan und LEM bei einer ganzen Reihe von Viren deren Vermehrung hemmen können. Dabei scheint LEM das stärkere Mittel von beiden zu sein. (Hobbs, 1995)

Antivirale Wirkung vor allem durch LEM

Lentinan wirkt sowohl durch vielfältige Anregung des Immunsystems und unterstützt auf diese Weise die Widerstandskraft gegen verschieden Krebsarten, Bakterien (Tuberkulose), Viren (wie das HIV) und Parasiten. (Aoki, 1984b; Mizuno et al., 1992)

Lentinan kann auch eine unspezifische Resistenz gegen Virusinfektionen des Atemtraktes (bei Mäusen) erzeugen. Ein bemerkenswerter Schutz gegen tödlich wirkende Grippeviren konnte im Tierversuch an Mäusen erreicht werden, wenn es vor der Infektion über die Nasenschleimhäute verabreicht wurde. Nachzumessen war dies an den reduzierten Viruspartikeln in der Lunge. Lentinan schützte auch alle Mäuse bei einer LD75 Gabe des Influenza-Virus, d.h. bei einer Virusmenge, die normalerweise 75% der Tiere tötet, überlebten alle. Als Grund für die wesentlich verbesserten Überlebenschancen beobachteten die Forscher, die deutlich erhöhte Makrophagen-Aktivität im Bereich der Lungenbläschen, die mit einem erhöhten Interleukin-Spiegel einhergingen. (Irinoda et al., 1992)

Lentinan in der AIDS-Therapie

Lentinan wurde schon erfolgreich zur Behandlung von HIV-positiven Patienten eingesetzt, die noch keine äußerlichen AIDS-Symptome zeigten, außer dass die Zahl einiger wichter Immunzellen bereits vermindert waren. Tröpfcheninfusionen mit Lentinan brachten diese Zellarten wieder auf die normale Anzahl. (Aoki, 1984a)

LEM kann auch HIV-Infektionen verhindern

LEM kann möglicherweise in Zukunft bei der Behandlung von AIDS eine größere Rolle spielen. Man kennt den genauen Wirkmechanismus noch nicht sicher, doch der Myzelextrakt scheint sowohl Makrophagen zu aktivieren als auch die Produktion von Interleukin-1 zu erhöhen. Es zeigte sich, dass LEM eine HIV-Infektion von kultivierten, menschlichen T-Zellen verhindern konnte und dass es die Wirksamkeit von AZT gegen die Virusvermehrung um ein Mehrfaches erhöhte. (Iizuka et al., 1990b, Tochikura et al., 1987)

Dabei ist LEM völlig ungiftig und sehr preiswert. Es kostete 1995 pro kg gerade mal 825 US-Dollar und bei einer angenommenen Dosis von 3 Gramm am Tag betragen die Medikamentenkosten nur 74,40 Dollar im Monat. Dennoch wird noch von einer alleinigen Selbstbehandlung abgeraten, da noch mehr Forschung über die Langzeitwirkungen von LEM unternommen werden muss. (Hobbs, 1995)

LEM und Lentinan sind nicht die einzigen, wirksamen Bestandteile von Shiitake, die bei Virusinfektionen wirken. Weitere wirksame Bestandteile mit antiviralen und immunmodulierenden Effekten sind aus dem Myzel des Shiitake isoliert worden. (Hanafusa et al., 1990)

Ligninhaltige Extrakte schützen vor Herpesviren

Ein erst kürzlich entdeckter neuer Bestandteil - das JLS - zeigt im Tierversuch eine gute Wirkung gegen bestimmte, weit verbreitete Herpesviren. Ein JLS-Extrakt des Myzels besteht zu 65-75% aus Lignin, 15-30% Polysaccharide und 10-20% Protein. Verantwortlich für die Wirkung gegen die Herpesviren machen die Forscher den hohen Gehalt an Lignin. (Sarkar et al., 1993, Koga et al., 1991)

Andere Lignin-Derivate aus dem Myzel wirken ebenfalls immunologisch und antiviral nicht nur gegen Herpesviren sondern auch bei Polioviren, Masern, Mumps und Pferdeenzephalitis.

Letztere Krankheit ist eine in Nord- und Südamerika gebietsweise häufig auftretende Entzündung des Gehirns und Rückenmarks, die oft tödlich verläuft. (Suzuki et al., 1989, 1990; Sorimachi et al., 1990) Als normale Wirtstiere für die ARBO-Viren, die Ursache dieser Krankheit sind, gelten vor allem Vögel. Die Übertragung auf Pferde und den Menschen erfolgt durch Blut saugende Insekten. (Roche Lexikon Medizin)

Überhaupt scheint der Pilz eine ganze Reihe von Wirkstoffen zu enthalten, die bei bestimmten Virusinfektionen ihre besondere Wirksamkeit entfalten können, so z.B. bei Erkältungen, grippalen Infekten oder bei echter Grippe (Influenza). So wurden in den Sporen des Pilzes harmlose virusähnliche Partikel entdeckt, die durch Verzehr in den Körper gelangen und dort das Immunsystem anregen, Antikörper gegen Grippeviren zu erzeugen.

Auch ein weiteres Polysaccharid aus dem Fruchtkörper des Shiitake namens Ac2P stärkt das Immunsystem bei vorbeugender Einnahme, so dass Grippeinfektionen nicht mehr so massiv den Körper angreifen kann.

Als dritte wichtige Gruppe, die gegen Grippeviren wirkt, sei hier die Ribonukleinsäure des Pilzes genannt, welche ein Bestandteil seiner Zellen ist. Wird sie in die Nasenhöhle gesprüht, schützt sie wesentlich besser vor Influenza-Infektionen als die meisten marktüblichen Mittel. Dass diese Anwendungsmöglichkeit bisher nicht allzu intensiv wissenschaftlich untersucht wurde, mag daran liegen, dass es sich hierbei um ein nicht patentierbares, natürliches Produkt handelt, mit dem die Pharmaindustrie nicht viel Geld verdienen kann. (Jones,1995)

Andere Myzelextrakte wirken immunologisch gegen weitere Viren

Ac2P und andere Stoffe stärken das Immunsystem vorbeugend gegen Grippe viren

Wirkungen gegen Bakterien und Parasiten

Lentinan gegen Listerien und Schistosoma-Parasiten

Ein anderer Anwendungsbereich für Lentinan entsteht durch seine Fähigkeit, das Immunsystem zu mobilisieren und damit - bei Resistenz der Erreger gegenüber Antibiotika - bakterielle Infektionen zu bekämpfen. So bei Infektionen mit *Listeria monocytogenes*, die manchmal tödlich verlaufen, erhöht Lentinan die Widerstandsfähigkeit des Organismus. Befall mit *Schistosoma*-Parasiten, die vor allem in Entwicklungsländern auftreten und zur Bilharziose führen, verlaufen nach Lentinangabe günstiger, was vermutlich an der erhöhten T-Zellen-Aktivität liegt. (Aoki, 1984b)

Lentinan in der Tuberkulose-Therapie

Auch wurde Lentinan bereits bei Tuberkulose-Patienten mit Erfolg eingesetzt. In einer Studie mit drei Patienten, die an Lungentuberkulose erkrankt und wo die Erreger bereits resistent gegen die herkömmlichen Medikamente waren, zeigte sich nach einer Behandlung mit Lentinan, dass die Ausscheidung von Tuberkulose-Bakterien aufhörte. Somit konnte die Ansteckungsgefahr für die Umgebung der Patienten deutlich verringert werden. (Usuda, 1981)

Während einer Studie an Ratten mit Bauchhöhlenentzündung, hatten diejenigen eine wesentlich bessere Überlebensrate, die mit Lentinan und Gentamicin (ein Antibiotikum) behandelt wurden. Lentinan erhöhte hierbei die Makrophagenaktivität in der Bauchhöhle und verstärkte die Fähigkeit der Fresszellen, aktiven Sauerstoff freizusetzen, der eine bakterizide Wirkung besitzt. (Shen et al., 1993)

Shiitake-Extrakte gegen Karies und Parodontose

Eine neuere Untersuchung zeigt, dass Extrakte aus dem Shiitake eine starke bakterizide Wirkung auf schädliche Bakterien der Mundflora ausüben können und somit zur Vorbeugung gegen Karies und Parodontose in Betracht kommen. Die Forscher vermuten, dass der Stoffwechsel der Bakterien an entscheidender Stelle gestört wird. (Hirasawa et al., 1999)

Leberschutzfunktion

Der Extrakt aus dem Myzel des Shiitake LEM verbesserte die Leberfunktionen und fördert die Produktion von Antikörpern gegen Hepatitis B. (Amagase, 1987)
Dieser Befund könnte zu einem besseren Heilungserfolg bei Hepatitis B führen. Denn bisher bleiben trotz Interferonbehandlung am Ende ca. 30% der Patienten als unheilbar übrig, die mit ziemlicher Sicherheit später an Leberzirrhose und Leberkrebs sterben müssen. Neueren japanischen Untersuchungen zufolge, kann ein größerer Anteil von Patienten mit Chronischer Hepatitis durch Einnahme von LEM vor weiterer Zerstörung der Leber durch das Virus geschützt werden.

LEM zur Behandlung von Hepatitis

Schon im Altertum schätzten die Chinesen die Wirkungen des Shiitake bei verschiedenen Leberleiden und Diabetes. Inzwischen ist erwiesen, dass der Myzelextrakt von Shiitake die Ausscheidung von Cholesterin durch die Leber beschleunigt und schützend gegen allerlei Umweltgifte und Chemikalien wirkt, die die Leber sonst zerstören oder Krebs auslösen könnten. Auch die Selbstzerstörung der Leber durch Autoimmunprozesse wird durch den Myzelextrakt günstig beeinflusst. (Jones, 1995)
LEM verlangsamte im Tierversuch an Ratten nach Injektion sogar das Wachstum von Leberkrebs (Sugano et al. 1982).

Das wussten schon die Alten Chinesen: Shiitake schützt die Leber

Wirkungen auf das Herz-Kreislauf-System

Die Leber ist der zentrale Ort für die Biosynthese von Cholesterin, welches zu einem großen Teil selbst vom Körper produziert wird und ein lebensnotwendiger Bestandteil des Stoffwechsels ist. Krankmachend sind vor allem Cholesterin-Arten, die über die Nahrung aufgenommen werden, wie oxidierte Cholesterine, die durch relativ langen Aufenthalt an der Luft entstehen, wie z.B. bei unsachgemäßer Herstellung in Fertiggerichten.

Deshalb ist das beliebte frische Frühstücksei mit dem noch nahezu unverwandelten Cholesterin gar nicht so schädlich, wie früher angenommen wurde. Besonders problematisch sind eher die industriell verarbeiteten tierischen Fette, die durch den Produktionsablauf oftmals einem schädlichen Oxidierungsprozess unterliegen.

Die drei Schutzwirkungen des Shiitake gegen Herzkrankheiten

In Japan fanden die Forscher drei Wirkungen des Shiitake, wie er Herzkrankheiten vorbeugen kann:

- Die Verringerung der Fähigkeit von Blutplättchen zu verklumpen, die Senkung des LDL-Cholesterinspiegels und die Reduzierung des erhöhten Blutdrucks. (Jones, 1995)

- Ein besonders wirksamer Bestandteil aus dem Shiitake ist Eritadenin. Dieses verringert die Cholesterinmenge im Blut und auch andere Fettwerte werden vermindert. Die Aktivität ist ausgeprägter bei fettreicherer als fettarmer Ernährung. Auch andere Bestandteile des Shiitake scheinen mitzuwirken an der Senkung der Cholesterinwerte. Verschiedene Studien haben gezeigt, dass Shiitake den Fettstoffwechsel in der Leber erhöht, was die Entfernung aus dem Blut beschleunigt. (Hobbs, 1995; meist ältere Quellen)

- In Fütterungsversuchen, wo Shiitake zusammen mit Cholesterin an Ratten verfüttert wurde, konnten die Forscher herausfinden, dass sich die Fettwerte im Blut verringerten, in der Leber jedoch anstiegen. Des Rätsels Lösung: Eritadenin beschleunigte den Abtransport von Cholesterin aus dem Blut in die Leber. Dort ist es nun zwar angereichert, doch wird es von der Leber zügiger abgebaut und in den Darm ausgeschieden. (Kaneda & Tokuda, 1966)

In der Leber beschleunigen die Inhaltsstoffe des Shiitake die Umsetzung des unerwünschten LDL-

Cholesterins in die vom Körper nützliche HDL-Form. Insgesamt sinken erhöhte Cholesterinwerte, während der relative Anteil des HDL-Cholesterins erhöht wird. Eine in diesem Zusammenhang wichtige Rolle spielen auch die Ballaststoffe des Shiitake, die bereits die Aufnahme von Cholesterin durch Resorption im Darm verringern. (Kabir, 1987)

Langzeitfütterungsversuche mit Mäusen, die ständig einen Anteil von 5% Shiitake-Pulver in Ihrer Nahrung zu sich nahmen, zeigten eine höhere Lebenserwartung, verringerte Blutfettwerte und ein leicht (5-8%) verringertes Körpergewicht, bei bester Gesundheit. Diese Gewichtsreduktion konnte man auch bei Maitake, einem weiteren beliebten japanischen Speisepilz feststellen. (Ohtsuru, 1992) Ein bemerkenswertes Ergebnis, welches für den Maitake bereits in einer klinischen Studie an Menschen bestätigt werden konnte. (Yokota, 1992)

Erhöhte Lebenserwartung durch Shiitake in der Nahrung

Klinische Studien

Studien an Menschen mit Lentinan

Inzwischen wurde eine ganze Reihe von klinischen Untersuchungen mit Lentinan durchgeführt, und einige weniger mit den anderen Inhaltsstoffen oder den ganzen Fruchtkörpern. Lentinan zeigte zusammen mit einer Chemotherapie Antitumor-Wirkung und erhöhte die Überlebensdauer von drei Patienten mit inoperablen Magenkrebs, ebenso bei Frauen mit Brustkrebs, die Rückfälle nach chirurgischen Eingriffen erlitten. (Mashiko et al., 1992, Shimizu et al., 1981, Kosaka et al., 1985)

In einer weiteren Untersuchung an zwei Gruppen von Patienten mit fortgeschrittenem Krebs aber ohne ernsthafte Fehlfunktionen der Leber, Nieren oder des Knochenmarks und ohne vorangegangene Behandlung oder Bestrahlung innerhalb des vergangenen Monats, erhielten Lentinan. Die Ergebnisse dieser

Höhere Lebenserwartung bei Krebserkrankungen

Untersuchungen wurden danach bewertet, ob sich die Lebenserwartung erhöhte, ob sich der Tumor zurückentwickelte, ob sich die Reaktionsfähigkeit des Immunsystems verbesserte und wie sich danach die Nebenwirkungen der Chemotherapie einstellten. Hier zeigte Lentinan allein keine Verbesserung der Umstände oder irgendeine Antikrebs-Wirkung. Wurde es aber zusammen während einer Chemotherapie verabreicht, dann ergaben sich deutliche Verbesserungen des Immunsystems und eine nachweisbare Antikrebs-Wirkung. In einem weiteren Versuch wurde festgestellt, dass die beste Wirkung erzielt wird, wenn Lentinan bereits vor Beginn der Chemotherapie gegeben wird. (Taguchi et al., 1982)

Lentinan ist kein Allheilmittel bei Krebs!

An dieser Stelle muss betont werden, dass Lentinan kein Heilmittel bei Krebs ist, sondern in erster Linie zur Lebensverlängerung von schwer kranken Patienten dient. Vollständige Heilerfolge kommen dennoch gelegentlich vor.

Dr. Chihara, einer der Pioniere der Lentinan-Forschung sieht die Wichtigkeit von Lentinan eher darin, dass es hilft, den Patienten während und nach einer Chemotherapie, das Gleichgewicht in ihrem gestörten Immunsystem wieder herzustellen und ihnen die Widerstandskraft gegen Krankheiten zurückzugeben. Eine besondere Bedeutung und zukünftige Anwendung für Lentinan sieht Dr. Chihara vor allem auch in der Kombination mit weiteren Wirkstoffen aus der Traditionellen Chinesischen Medizin, die vielleicht eine andere Wirkungsweise besitzen, aber in Kombination miteinander einen sich selbst vielfach verstärkenden Selbstheilungseffekt auf das Immunsystem ausüben. (Chihara, 1993)

Studien an Menschen mit LEM

In vielen Untersuchungen zeigte sich, dass Extrakte von Shiitake nützlich bei der Behandlung von chronischer, viraler Hepatitis waren. 40 Patienten erhielten hier täglich sechs Gramm LEM (oral) über vier

Monate hinweg. Die Leberwerte bei den meisten Patienten verbesserten sich deutlich, bei 17 konnte sogar im Blut kein Virus mehr nachgewiesen werden. Die Leberfunktionen verbesserten sich aber auch bei Patienten, wo der Virus nicht ausgemerzt werden konnte. Lediglich ein Patient klagte über Nebenwirkungen wie - Völlegefühl und leichten Durchfall. (Amagase, 1987)

Ein anderer viel versprechender Einsatzbereich von Shiitake ist in der Behandlung von AIDS. Hier kann die Anzahl der T-Zellen in Patienten mit AIDS-Symptomen durch Gabe von LEM deutlich erhöht werden. (Iizuka & Maeda, 1988)

Einige Forscher haben angeregt, dass LEM effektiver als AZT in der AIDS-Behandlung sein könnte, da es bereits in den Anfangsstadien einer HIV-Infektion wirkt (Tochikura et al., 1988). AZT verhindert zwar die zellfreie Infektion durch HIV, wirkt aber nicht vorbeugend gegen die Bildung von vielkernigen Riesenzellen. AZT ist außerdem teuer und bekannt für seine Schadwirkung auf das Knochenmark und für andere Nebeneffekte. Über einen längeren Anwendungszeitraum hinaus verliert es langsam seine Wirksamkeit und scheint trotz früher Anwendung keine lebensverlängernden Wirkungen zu haben. (Fackelmann, 1992)

LEM effektiver als AZT in der AIDS-Therapie?

Studien an Menschen über Cholesterin

In Japan wurden bereits Studien durchgeführt, die zeigten, dass eine gleichzeitige Einnahme von Shiitake, die Erhöhung des Cholesterinspiegels durch exzessive Aufnahme von tierischen Fetten (die besonders cholesterinreich sind) - in diesem Versuch täglich 60 Gramm Butter! - vollständig vermieden werden konnte. Während der Cholesterinspiegel bei der Gruppe um 14% anstieg, die keinen Shiitake zusätzlich aufnahmen, wurde sogar ein Absinken der Werte um 4% beobachtet, die neben diesem Butterberg noch 90 Gramm frischen Shiitake täglich auf-

Butterberge essen und der Cholesterinspiegel sinkt trotzdem

nahmen. Nach diesen Ergebnissen könnteeine tägliche Mahlzeit mit Shiitake, Personen vor Herz- und Kreislauferkrankungen schützen, welche eine der häufigsten Todesursachen von älteren Menschen in den Industriegesellschaften darstellen. (Mori, 1974)

Eine weitere Studie an älteren Menschen, die über sechzig Jahre alt waren, zeigte, dass die Cholesterinwerte um 9% sanken, wenn sie täglich getrockneten oder frischen Shiitake aufnahmen. (Suzuki & Oshima, 1974)

Übermäßiger Fettkonsum erhöht das Risiko an Brustkrebs

Die Gefahr an Krebs zu erkranken hängt in manchen Fällen eng mit dem Fettkonsum zusammen. So wurde in den Niederlanden festgestellt, dass Frauen die täglich mehr als 40% ihrer Kalorienzufuhr als Fett zu sich nehmen, einem um 10-30% erhöhtem Risiko ausgesetzt sind, an Brustkrebs zu erkranken, als diejenigen, die ihren Kalorienbedarf zu höchstens 30% decken. (van t´Veer et al.,1990)

Übermäßiger Fettkonsum erhöht das Risiko an Lungenkrebs

In einer weiteren Studie (über fünf Jahre) in den USA stellten die Forscher fest, dass nichtrauchende Frauen, deren Nahrung zu einem sehr großen Teil aus gesättigten Fettsäuren (z.B. aus Hamburgern) bestand, viermal häufiger an Lungenkrebs erkranken als der Durchschnitt der Bevölkerung. In den Lungen sind es vor allem die Makrophagen, die fremde Zellen und Partikel beseitigen. Ihre Fähigkeit diese Aufgaben zu erfüllen wird beim Menschen durch einen erhöhten Cholesterinspiegel eingeschränkt. Da Makrophagen auch im Blut und der Lymphflüssigkeit ähnliche Aufgaben zu erfüllen haben, nämlich Bakterien, Viren und andere Eindringlinge unschädlich zu machen, aber auch entartete Zellen zu zerstören, ist es von großer Bedeutung, die Aufnahme und den Blutspiegel von LDL-Cholesterin möglichst gering zu halten, welches die Beweglichkeit der Außenmembran der Makrophagen beeinträchtigt. (nach Jones, 1995)

Nebenwirkungen

Millionen von Menschen essen Shiitake, ohne dass es zu irgendwelchen Nebenwirkungen kommt. Aber wie bei jedem Nahrungsmittel gibt es auch hier einen kleinen Kreis von Menschen, die eine Unverträglichkeit oder sogar eine Allergie gegen ihn entwickelt haben. Diese Personen sollten auf den Genuss des Shiitake verzichten.

Shiitake vermeiden bei Allergien auf diesen Pilz

Andere haben sich vielleicht zu viel Pilze einverleibt und bekommen ein Völlegefühl oder einen leichten Durchfall. Dieser ist harmlos und gibt sich von selbst in kürzester Zeit. (Jones, 1995)

Shiitake ist nicht giftig, obwohl in seltenen Fällen manche Menschen über Nebenwirkungen oder allergische Erscheinungen klagen. Besonders gefährdet sind Menschen, die beruflich mit dem Anbau von Shiitake zu tun haben. Bei diesem Personenkreis kann relativ häufig ein allergischer Hautausschlag beobachtet werden, eine so genannte *Shiitake-Dermatitis*. (Nakamura & Kobayashi, 1985, Nakamura, 1992)

Gewarnt werden muss unbedingt vor einem **Rohgenuss** der Pilze. Dieser kann in seltenen Fällen zu schwer heilenden Hautausschlägen führen: zu einer besonders schweren Form der *Shiitake-Dermatitis!*

Hautauschlag nach Rohgenuss ist möglich

Andere leiden unter einer *Pilz-Farmerlunge*, einer allergischen Reaktion auf die Sporen des Pilzes. Schutzmasken können zwar einen gewissen Schutz bieten, doch sind nach einer Exposition eventuelle allergische Reaktionen dennoch nicht auszuschließen. (van Loon, 1992)

Ein wässriger Extrakt des ganzen Fruchtkörpers soll auch die Gerinnungsfähigkeit des Blutes herabsetzen. Daher sollten, bei andauerndem Genuss von Shiitake, vor allem diejenigen Personen aufpassen, die schon Blutverdünner nehmen oder solche, die ohnehin hämophil veranlagt sind. (Yang & Jong, 1989)

LEM ist harmlos, Begleiterscheinungen verschwinden nach kurzer Zeit

LEM zeigte bisher noch keinen Fall von akuter Toxizität in mehr als 19 Jahren Gebrauch in Japan. Erst in großen Dosen (über 50 mg/Tag über eine Woche) traten geringe Begleiterscheinungen wie Durchfall und Hautreizungen auf. Diese Symptome verschwanden auch nach kurzer Zeit wieder, nachdem sich der Körper an das LEM angepasst hatte. Ähnlich verhält es sich auch mit Lentinan. (Aoki, 1984b)

Patienten mit Allergien verspüren manchmal unangenehme Reaktionen, da LEM die Empfindlichkeit für Histamin erhöht. (Chihara, 1981),

Von vierzig Patienten mit chronischer Hepatitis B, die mit LEM behandelt wurden, trat nur bei einem Einzigen so etwas wie Nebenwirkungen auf: leichte Blutungen im Unterleib und ein flüssiger Stuhl. Die Symptome waren aber derart geringfügig und verschwanden während der weiteren Behandlung, so dass die Therapie nicht geändert werden musste.

Lentinan in den üblichen Dosierungen ist ohne Schadwirkungen

Lentinan scheint sehr sicher ohne Schadwirkung zu sein, wenn es in täglichen Mengen von 1-5 mg pro Tag intravenös verabreicht wird. (Taguchi et al., 1982)

Die LD50-Dosis bei intravenös injiziertem Lentinan liegt bei Ratten, Mäusen, Hunden und Affen bei über 100 mg/kg Körpergewicht. (Aoki, 1984b)

In Tests an Tieren konnten bezüglich der Fertilität von männlichen Tieren keine Folgeschäden entdeckt werden. Trächtige Weibchen hatten trotz hoher Dosen von Lentinan normale Geburten und gesunde Sprösslinge. (Cozens et al., 1981)

Shiitake für Gourmets

Shiitake sind Pilze, die für ihren vorzüglichen Geschmack und ihr Aroma bekannt sind. Sie geben auch vielen bekannten Gerichten eine neue, überraschende Note, wobei sie nur wenige Kalorien hinzufügen. Probieren Sie doch einmal das traditionelle Jägerschnitzel einmal mit Shiitake in der Soße. Sie werden begeistert sein!

In Japan und China finden Shiitake als medizinische Speisen (Yakuzen), wie andere Pilze und Gemüse, eine gezielte Anwendung bei: Entzündungen, Tumore, Magenleiden, Kopfschmerz, Schwindelgefühlen, Leberzirrhose und Arteriosklerose. Häufigere Mahlzeiten mit Shiitake sollen die genannten Beschwerden lindern. Zu diesem Zweck werden die Pilze je nach Vorliebe und Phantasie des Koches gekocht, gebraten oder in Alufolie gedünstet. Dazu gibt es gekochten Reis, Sushi oder Gemüse. Gewürzt wird das ganze mit Miso, Sojasoße oder Tomatensoße. (Mizuno, Sakai, Chihara, 1995)

> **Ein wichtiger Hinweis:** Essen Sie niemals rohe oder ungenügend gegarte Shiitake! Rohe Pilze können eine so genannte Shiitake-Dermatitis auslösen. So berichtete am 28.02.2001 die FAZ vom ersten in Deutschland aufgetretenen Fall. Das äußere Erscheinungsbild erinnere an die Verletzung nach einer Geißelung: Der Körper sei mit parallel verlaufenden, juckenden, hochroten Streifen übersät, auf denen kleine Bläschen aufsitzen. Behandelt wird die Erkrankung mit entzündungshemmenden und antiallergischen Medikamenten. Es dauert oft Wochen und Monate, bis die Symptome verschwinden. Eine ähnliche Hautreaktion würde durch das in der Krebstherapie eingesetzte Pilzgift Bleomycin ausgelöst. Bei dieser Behandlung würden die Streifen allerdings nie ganz verschwinden. So die FAZ.

Konservierung

Die Empfehlungen für die Konservierung von Shiitake wurden im Wesentlichen aus Jennifer Snyders Shiitake-Kochbuch entnommen. Wer sich intensiver mit Shiitake-Rezepten auseinandersetzen will, dem sei Snyders Buch wärmstens empfohlen (s. im Anhang Literatur unter Bücher)

Aufbewahren frischer Pilze

Unter optimalen Bedingungen könnten schnittfrische Pilze bis zu dreißig Tagen im Kühlschrank aufbewahrt werden. Da man jedoch bei im Laden gekaufter Ware niemals ganz sicher sein kann, wie alt die Pilze tatsächlich schon sind, empfehle ich Shiitake maximal eine Woche im Kühlschrank aufzubewahren. Idealerweise stecken Sie die Pilze in eine Papiertüte ins Gemüsefach. Gerade wenn die Ware sehr feucht sein sollte, würden die Pilze in Plastikbehältern oder -tüten leicht zu schwitzen anfangen und rasch verderben.

Einfrieren frischer Shiitake

Frische Shiitake können auf dreierlei Weise tiefgekühlt werden. Ohne jede weitere Vorbereitung können frische Pilze für nur ein bis zwei Tage eingefroren werden. Eine längere Kühlung würde die Zellstrukturen zerstören. Die beiden anderen Methoden benötigen weitere Vorbereitungen. So können Sie die Pilze für zwei Minuten in kochendes Wasser getaucht werden. Diese blanchierten Shiitake lassen Sie gut abtropfen - in einen Sieb geben und gut schütteln - und frieren sie rasch ein. Bei der letzten Methode dünsten Sie die Shiitake in Öl oder Butter, bis aus den Pilzen Flüssigkeit austritt. Dann nehmen Sie schnell die Hitze weg und lassen die Pilze abkühlen und frieren sie dann ein.

Trocknung frischer Pilze

Eine sehr gute Möglichkeit große Mengen Shiitake haltbar zu machen, besteht darin, diese zu trocknen. Verunreinigungen sollten Sie dann möglichst mit einer Bürste oder einem Messer entfernen. Verwenden Sie niemals Wasser zum Reinigen, denn dies würde nur den Trcoknungserfolg beeinträchtigen. Die vorbereiteten Pilze legen Sie im Backofen auf Zeitungspapier oder auf dem Grillrost aus, so dass sich die Pilze nicht gegenseitig berühren. Während des Trocknungsvorgangs auf niedrigster Stufe bei 50°C müssen Sie für Luftaustausch sorgen, indem Sie ein Geschirrtuch zwischen Ofen und Klappe stecken, so dass der Ofen immer leicht geöffnet bleibt und die Temperatur nicht zu hoch wird. Eine andere Methode wäre, die Shiitake an einer festen Schnur aufzufädeln und im Freien regengeschützt in der Sonne zu trocknen. Dies bewirkt auch, dass der Vitamin D-Gehalt der Pilze erhöht wird. Sie können diese Methoden auch kombinieren: zuerst im Sonnenlicht antrocknen und dann im Ofen fertigtrocknen. Der optimal Trocknungsgrad ist erreicht, sobald sich die Pilze leicht zerbrechen lassen. Sollten diese noch eine gummiartige Konsistenz aufweisen und sich schwer brechen lassen, muss noch weiter getrocknet werden. Die Pilze sollten Sie dann an einem trockenen Ort in einem luftdicht verschließbaren Glas oder Ähnlichem aufbewahren.

Einweichen getrockneter Shiitake

Um für den menschlichen Genuß wieder hergestellt werden zu können, muss den getrockneten Shiitake Wasser zugeführt werden. Zu diesem Zweck bringen Sie einen Topf Wasser zum Kochen (mindestens die zehnfache Gewichtsmenge Wasser), nehmen den Topf vom Herd und geben die Pilze hinein und lassen diese bei abgedeckt mindestens zwanzig Minuten einweichen. Sollten diese immer noch nicht weich genug erscheinen, können Sie den Topf nochmals kurz aufkochen und weiter ziehen lassen. Ganz so zart wie frische Shiitake werden die getrockneten nicht mehr. Dafür ist das Aroma gegenüber den Frischpilzen ein wenig stärker geworden.

Tipp: Wem die Stiele der Pilze zu zäh sind, der sollte diese vor dem Einweichen entfernen, denn in diesem Zustand lassen sie sich gut herausbrechen.

Kochen und Braten

Frische Shiitake sollten bei mittleren Temperaturen gekocht oder gebraten werden. Braten Sie die Pilze bei sehr hohen Temperaturen besteht die Gefahr, dass die Pilze zäh und in der Konsistenz ähnlich den getrockneten werden. Nach spätestens fünfzehn Minuten Simmern oder Braten sollten die Pilze vollends gar und schön zart sein.

Grundrezepte

Gemüsebrühe mit Shiitake:

Pro Person: ¼ Liter Gemüsebrühe, 5-8 getrocknete oder frische Shiitake.

Die Shiitake werden in mundgerechte Stücke geschnitten (die getrockneten Pilze kann man auch leicht mit den Finger auseinanderbrechen) und in der Brühe gekocht. Kochzeit: bei frischen Pilzen ca. 15 Minuten, bei Verwendung der getrockneten Pilze mindestens 25 Minuten. Kann mit allerlei anderem Gemüse zu einer kräftigen Suppe abgewandelt werden.

Gebratene, frische Shiitake

(frisches pilziges Aroma):

Pro Person rechnet man mit 50 bis 100 Gramm frische Pilze je nach späterem Verwendungszweck. Diese werden in portionsgerechte Stückchen geschnitten. Man erwärme einen Esslöffel Butter oder gutes Olivenöl in der Pfanne bei mäßiger Hitze. Dann gibt man die Shiitake in die Pfanne und röstet sie bei guter Hitze bis sie leicht angebräunt sind. Anschließend füge man noch hinzu: (Knoblauch-) Salz, schwarzen Pfeffer, evtl. noch eine Prise Thymian. Das ganze serviere man auf frischem Toast, als Beilage zu Pasta oder als Einlage für schmackhafte Soßen.

Gebratene, getrocknete Shiitake

(stärkeres, typischeres Aroma als oben, Pilze bleiben etwas zäher):
Pro Person rechnet man mit ca. 10 getrockneten Pilzen. Diese werden vor Gebrauch in kleine Stückchen gebrochen und anschließend in einer großen Tasse oder einem kleinen Topf mit ca. 200ml kochendem Wasser übergossen. Die Pilze lässt man nun mindestens 20 Minuten abgedeckt einweichen. Gelegentlich noch mal umrühren und wieder abdecken. Wer die Pilze nicht so zäh mag, sollte diese am besten über Nacht stehen lassen und vor Gebrauch nochmals kurz aufkochen. Schließlich werden die Pilze in eine Pfanne mit einem Esslöffel zerlassener Butter oder Olivenöl gegeben. Das Einweichwasser kann man mit verwenden, sollte dann aber gut eingekocht werden. Anschließend mit Salz und Pfeffer abschmecken und wie oben verwenden.

Weitere Rezepte

Gemischter Salat mit gebratenen Shiitake

Ein paar Blätter von Kopf-/Eis-/Romana- oder sonstigen Salaten, mit klein geschnittenen Tomaten, Karotten, Paprika, Zucchini mischen. Salzen und Pfeffern. Mit (Balsamico-) Essig und Olivenöl anmachen. Über den frischen Salat die noch heißen, gebratenen Shiitake streuen und sofort servieren.

Pilzreis

(Das Einweichwasser der Pilze kann zur Flüssigkeitsmenge für den Reis hinzugefügt werden.):
Den fertigen, heißen Reis in Schälchen einfüllen. Darüber die nach den Grundrezepten gebratenen Shiitake geben.
Zum individuellen Abschmecken Sojasoße, Knoblauchsalz, Chilipfeffer und Zitronensaft reichen.

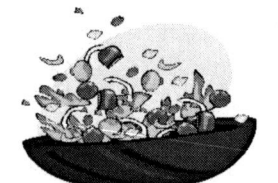

Lauchsuppe mit Shiitake

Für vier Personen: 500 g Lauch, 1 Zwiebel, 150 g frische Shiitake, 50g Butter, 30 g Mehl, 400 ml Brühe, 200 ml Sahne, 1 Eigelb, Salz, Pfeffer, Muskat
Den Lauch in feine Ringe schneiden, die Zwiebel fein würfeln und beides ca. ½ Stunde in ½ l Wasser köcheln. Dabei salzen und mit Pfeffer und Muskat abschmecken.
Danach kann das Gemüse püriert werden. Mit 25 g Butter und dem Mehl eine Mehlschwitze anrühren, den Lauch und die Brühe dazugeben und aufkochen. Inzwischen wird die Sahne mit dem Eigelb verrührt und in die Suppe eingerührt.
Die Shiitake in klein schneiden und in heißer Butter anbraten. Die Suppe servieren und mit den Pilzen garnieren.

Tomatensuppe mit Shiitake

10 getrocknete Shiitake (oder 100 Gramm frische), eine mittlere Zwiebel, 2 Eßlöffel Speiseöl, 1 Stück Ingwer gerieben, oder 1 Teelöffel getrockneter Ingwer, 2 Dosen gewürfelte oder passierte Tomaten, Hühnerbrühwürfel, evtl. Zitronensaft.
Die Zwiebeln fein geschnitten in dem Öl andünsten und die Pilze hinzufügen (die getrockneten, wie beschrieben, vorher einweichen). Die Zwiebel-Pilz Mischung noch anbraten, bis die Zwiebeln leicht anbräunen. Dann mit den Tomaten aufgießen und den Ingwer zufügen. Das ganze zum Kochen bringen und die Hühnerbrühe zufügen. Das Ganze kann mit Zitronensaft noch etwas angesäuert werden.
Wer mag kann auch gerne 2-3 Eßlöffel Reis mitkochen.

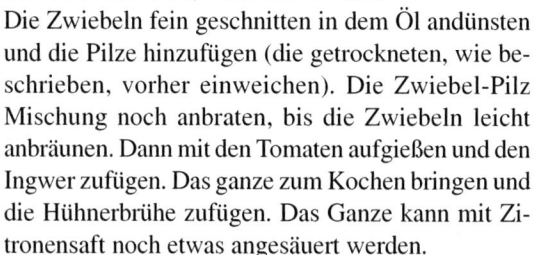

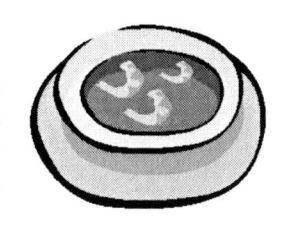

Gemüsepfanne

Für vier Personen: 400 g frische oder 40 g getrocknete Shiitake, 200 g Möhren, 200 g Weißkraut, 200 g Zuccini, 1 Zwiebel, Knoblauch, Kresse oder Petersilie, 150 ml Brühe, Sojasoße, Butter, Salz, Pfeffer, Zitronensaft

Das Gemüse würfeln oder hobeln. Die Zutaten in der Brühe aufkochen und mit einem kräftigen Spritzer Sojasoße ¼ Stunde köcheln. Inzwischen Shiitake in Butter kräftig anbraten, gewürfelte Zwiebeln dazugeben. Schließlich das übrige Gemüse darübergießen. Mit Salz, Pfeffer, Knoblauch und Zitrone würzen und einige Minuten dünsten lassen.

Beim Servieren die Kresse oder Petersilie darüber streuen. Kann mit ein bisschen Sahne verfeinert werden.

Shiitake-Pfanne

Für vier Personen: 60 g Weizenkörner, 125 ml Fleischbrühe, 2 EL Sojasauce, 1 kl. Zwiebel, 2 EL Butter, 200 Gramm Karotten, 1 Kohlrabi, 200 Gramm

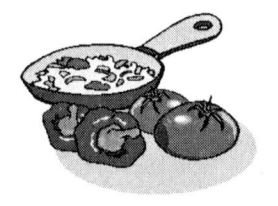

Zucchini, 400 Gramm Shiitake, Salz, Pfeffer, Zitronensaft, 1 Knoblauchzehe, Petersilie zum Garnieren.
Weizenkörner über Nacht in kaltem Wasser einweichen. Am nächsten Tag mit Fleischbrühe und Sojasoße übergiessen, zum Kochen bringen und etwa 15 Minuten kochen lassen.
Zwiebel abziehen und fein wuerfeln. Butter zerlassen und die Zwiebelwuerfel darin anduensten. Karotten und Kohlrabi schälen und beides in Würfel schneiden. Zucchini vom Stengelansatz befreien, längs vierteln und in Stücke schneiden.
Shiitake reinigen und ggf. die Stengel abschneiden. Die Pilze zu den Zwiebelwürfeln geben und unter Rühren gut durchdünsten. Das kleingeschnittene Gemüse hinzufügen und mit Salz, Pfeffer und Zitronensaft abschmecken.
Knoblauchzehe abziehen und durch die Knoblauchpresse geben. Das Gemüse etwa 5 Minuten dünsten lassen. Die Weizenkörner mit etwa der Hälfte der Sojaflüssigkeit hinzufügen und weitere 7 Minuten dünsten lassen.
Am Schluss zum Servieren mit den Petersilienblättchen garnieren.

Vegetarischer Pilztopf, serbische Art

Für vier Personen: 500 Gramm frische Shiitake, 500 Gramm rohe Kartoffeln, 500 Gramm Tomaten, 2 große Paprikaschoten, 2 Zwiebeln, 2 Knoblauchzehen, 1/4 Liter Gemüsebrühe, 1 Becher Sauerrahm. Butter, Salz, Pfeffer, Rosenpaprika, Parmesan oder anderer geriebener Käse.

Die Zwiebeln und den Knoblauch kleinschneiden und in reichlich Butter andünsten. Die Kartoffeln, Tomaten und Paprika würfeln, die Pilze zerkleinern. Das gemischte Gemüse zu den gedünsteten Zwiebeln geben und mit der Gemüsebrühe auffüllen. Bei geringer Hitze köcheln, bis das Gemüse gar ist. Mit Salz, Pfeffer und Rosenpaprika abschmecken. Den Topf vom Herd nehmen und den Sauerrahm unterrühren. Mit dem geriebenen Käse bestreuen.

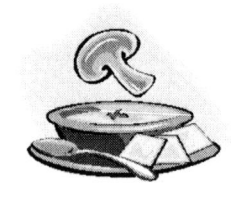

Ragout mit Shiitake

Für vier Personen: 500 Gramm Fleisch (Rind, Kalb, Schwein, Lamm), 500 Gramm frische Shiitake, eine Zwiebel, 50 Gramm Butter, 1/8 Liter Brühe, 1/8 Liter saure Sahne. Entweder frisches Basilikum oder Petersilie und evtl. eine Knoblauchzehe.

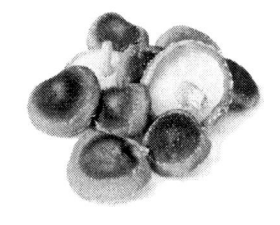

Das Fleisch in Streifen oder Würfel schneiden. Die Zwiebel grob zerkleinern und in der heißen Butter anbraten, das Fleisch dazugeben und 10 Minuten braten. Dann die zerkleinerten Pilze hinzugeben. Mit der Brühe angießen, mit Salz und Pfeffer abschmekken und einige Minuten bei schwacher Hitze garen. Danach die Sahne zufügen, ganz kurz aufkochen. Vom Herd nehmen und die klein gehackten frischen Kräuter (+ Knoblauch) unterrühren. Mit Kartoffeln, Reis oder Spätzle auftragen.

Hühnerbrust mit Shiitake, süßsauer

Für vier Personen: 50 Gramm getrocknete Shiitake, 400 Gramm Hühnerbrustfilet, 5 Esslöffel Öl, eine Zwiebel, eine Paprika oder anderes Gemüse, 100 Gramm Ananasstückchen aus der Dose, Saft einer kleinen Zitrone. Ingwer, Chili, Sojasoße.

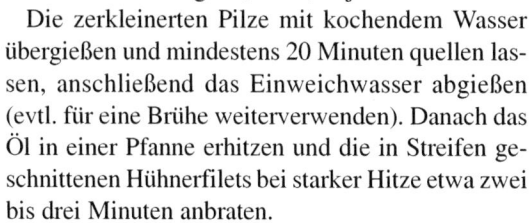

Die zerkleinerten Pilze mit kochendem Wasser übergießen und mindestens 20 Minuten quellen lassen, anschließend das Einweichwasser abgießen (evtl. für eine Brühe weiterverwenden). Danach das Öl in einer Pfanne erhitzen und die in Streifen geschnittenen Hühnerfilets bei starker Hitze etwa zwei bis drei Minuten anbraten.

Später das gut zerkleinerte Gemüse, die Ananasstückchen und die Pilze hinzugeben und durchgaren. Mit geriebenem Ingwer ein wenig Chili oder Chilipaste und der Sojasoße abschmecken. Zum Schluss den Zitronensaft dazuträufeln, bis die gewünschte Säure erreicht ist. Wem das noch zu trocken ist, kann auch noch einen Schuss Sahne hinzufügen.

Zusammen mit duftendem Basmatireis servieren.

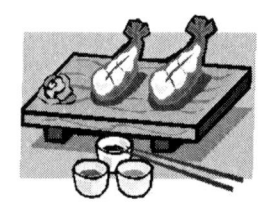

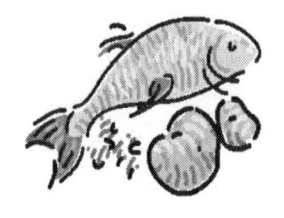

Fischfilet mit Shiitake

Für vier Personen: 4 Stücke Fischfilet (z.B. Rotbarsch oder Kabeljau), 250 g Shiitake, 250 g gewürfelte Tomaten, 1 Zwiebel, 250 ml Creme fraiche, 200 g geriebener Emmentaler Käse, Semmelbrösel, Butter, Zitronensaft oder trockener Weißwein, Kräuter (Schnittlauch, Oregano, wenig Thymian, evtl. gehackter Knoblauch), Salz, Pfeffer

Den Fisch mit Zitronensaft oder reichlich Weißwein einreiben und eine ¼ Stunde stehen lassen. Inzwischen werden die zerkleinerten Shiitake mit den gewürfelten Zwiebeln in einer Pfanne angebraten. Eine Auflaufform mit buttern und den Fisch hineinlegen, nicht zu sparsam salzen und pfeffern. Die Tomatenstückchen und Pilze über den Fisch verteilen. Die gehackten Kräuter werden in die Creme fraiche gerührt und diese über den Fisch gegossen. Das Ganze locker mit Semmelbrösel bestreuen und mit Butterflöckchen belegen. Im vorgeheizten Ofen bei 180°C ca. eine ½ Stunde backen, dann mit dem Käse bestreuen und weitere 15 Minuten backen.

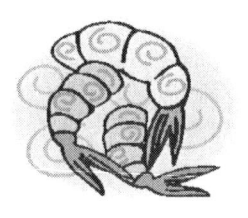

Mit Garnelen gefüllte Shiitake

Als Vorspeise für vier Personen: 150 Gramm geschälte Riesengarnelen, 40 Gramm Remoulade, 8 frische große Shiitake, 80 Gramm Weizenmehl, 100 ml kaltes Wasser, 1 Eigelb, Fritieröl.

Die Garnelen kleinschneiden und im Mixer oder mit dem Pürierstab zusammen mit der Remoulade zerstampen. Danach im Kühlschrank 1 Stunde kaltstellen. Das Weizenmehl mit dem kalten Wasser vermengen und mit dem Eigelb verquirlen. Bei den Pilzen vorsichtig die Stiele entfernen. Die Hüte an der Unterseite mit ein wenig Mehl bestäuben und mit der Garnelenmasse füllen. Die gefüllten Hüte werden nun Mehl gewendet und anschließend in die Mehleimasse getaucht. Währenddessen wurde das Öl in einer Friteuse auf 180 Grad erhitzt (oder im Topf bis an einem Holzstäbchen Blasen aufsteigen).

Die Pilzhüte werden darin 2 Minuten fritiert. Als Dipp sind Sojasoße oder Bärlauchpesto geeignet.

Shiitake-Lauchsoße mit Spaghetti

Für vier Personen: 1 goße Stange Lauch, 250 Gramm frische Shiitake, 2 Eßlöffel Butter, 125 ml trockener Weißwein, 250 ml Schlagsahne, 250 Gramm Spaghetti, geriebene Muskatnuss, geriebener Parmesankäse, Salz, Pfeffer.

Für die Soße Lauch putzen, längs halbieren, gründlich waschen und in dünne Ringe schneiden. Pilze vorsichtig mit Küchenpapier abtupfen und die Stengel abschneiden. Butter in einer Pfanne zerlassen, die Lauchringe und die Pilze darin unter Rühren etwa 5 Minuten dünsten und mit Salz und Pfeffer kräftig würzen. Weißwein hinzugießen, Schlagsahne unterrühren und bei schwacher Hitze noch etwa 8 Minuten schmoren lassen. Spaghetti in kochendes Salzwasser geben und zum Kochen bringen. Die Nudeln al dente kochen, auf ein Sieb geben und abtropfen lassen.

Die Pilzsoße mit Muskat abschmecken, mit den Nudeln vermengen, mit Parmesan bestreuen und sofort servieren.

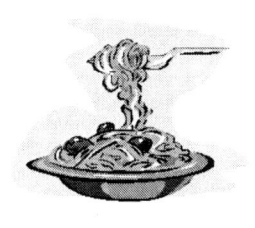

Selbstmedikation mit Shiitake

Eine Selbstbehandlung mit Shiitake ist ohne Risiko möglich:
- Bei harmlosen akuten Beschwerden wie Schnupfen oder grippalen Infekten.
- Begleitend zur ärztlichen Therapie, um z.B. das Immunsystem zu unterstützen.
- Vorbeugend, zur Erhaltung der Gesundheit.
- Aus Freude am Genießen.

Ein Arzt ist immer dann aufzusuchen:
- Bei ernsthaften, akuten Beschwerden z.B. Grippe mit hohem Fieber.
- Wenn die Beschwerden schon über längere Zeit anhalten.
- Oder die Beschwerden nach einer erfolgreichen (Selbst-) Behandlung erneut auftreten.
- Lentinan kann nur vom Arzt verabreicht werden, da es gespritzt werden muss.

Eine Selbstmedikation mit Shiitake von schweren oder chronischen Krankheiten wie Krebs oder AIDS ist nur nach Absprache mit dem behandelnden Arzt zu empfehlen. Von unkontrollierten Eigeninitiativen möchte ich an dieser Stelle dringend abraten! Shiitake kann Teil eines Behandlungsplanes sein und wird sicher bei einigen Erkrankungen hilfreich sein. Wunder dürfen Sie jedoch keine erwarten!

Die in diesem Buch sorgfältig zusammen getragenen Informationen stammen von Veröffentlichungen aus China, Japan und USA. Garantieren kann ich daher die Fehlerfreiheit für die hier angegebenen Dosierungen nicht. Da es sich in folgenden Anwendungen um die Einnahme von Mengen des Pilzes handelt, die den üblichen Umfang als Speisezubereitung nicht oder nur unwesentlich überschreiten, kann ich zumindest versichern, dass die hier genannten Dosierungen - von individuellen Unverträglichkeiten abgesehen - völlig gefahrlos sind.

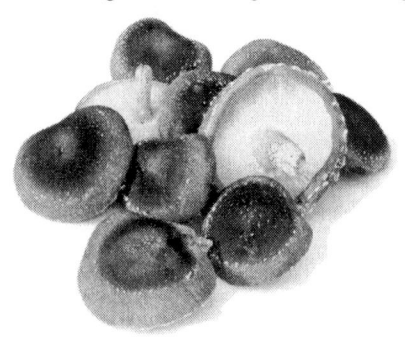

Anwendungen

Die traditionelle Mengen für Anwendungen als Tee, Suppe oder anderen Zubereitungen betragen 6-16 Gramm getrocknete Fruchtkörper oder etwa 90 Gramm Frischpilz (Liu & Bau, 1980).

Gemäß den Empfehlungen der Hersteller und aufgrund der Versuche, die bisher mit LEM unternommen wurden, werden bei AIDS oder chronischer Hepatitis 2-6 Gramm/Tag in 2-3 oralen Gaben empfohlen. Sollte sich der Zustand des Patienten stabilisiert haben, so kann die Dosis auf 0,5-1 Gramm/Tag reduziert werden. (Sharon, 1989)

Für Lentinan beträgt die optimale Dosis 1-5 mg zweimal die Woche intravenös oder intramuskulär injiziert. Höhere Dosen können zu einer Schwächung des Immunsystems führen! So ist die Gabe von 1 mg effektiver als die Injektion von 10 mg. (Aoki, 1984b)

Anzumerken ist hier noch, dass für einen optimalen therapeutischen Nutzen bei Krebs oder Hepatitis prinzipiell frische oder getrocknete Pilze verwendet werden können. Allerdings ist die notwendige Menge dann schon so groß, dass sie Verdauungsstörungen hervorrufen kann. Aus diesem Grund sind Präparate wie LEM oder Lentinan in extrahierter Form vorzuziehen. (Hobbs, 1995)

Die Anwendung von LEM und Lentinan, sowie anderen Shiitake-Präparaten sollte bei schweren Krankheiten wie AIDS oder Hepatitis immer unter ärztlicher Aufsicht erfolgen.

Um die Gesundheit zu erhalten empfehlen die meisten Fachleute dem Anwender eine tägliche Aufnahme von 3-4 Gramm des getrockneten Pilzes (oder entsprechend 30-40 Gramm Frischpilze). Die doppelte Menge wird empfohlen, um leichtere Krankheiten wie z.B. grippale Infekte zu bekämpfen. Dabei ist der Gebrauch als Tee oder als Extrakt vorzuziehen, wenn der Appetit des Patienten normale Mahlzeiten nicht zulässt. (Jones, 1995)

Medizinische Anwendungen

Inhaltsstoffe und Extrakte des Shiitake können medizinisch dort verwendet werden, wo das Immunsystem geschwächt ist, so bei Krebs, AIDS, bei Schnupfen und Erkältungen sowie Umweltallergien. Bei *Candida*-Infektionen sollte vor der Behandlung eine Darmsanierung durchgeführt werden.

Aber auch Entzündungen der Bronchien, Harninkontinenz und bei chronisch hohen Cholesterinwerten scheint Shiitake zu helfen. (Liu & Bau, 1980)

Shiitake und die Mittel, die aus ihm gewonnen werden, können therapeutisch genutzt werden. Als Verjüngungsmittel bei älteren Personen (ganz unabhängig von ihrem Gesundheitszustand) oder auch als Vorbeugungsmittel bei jüngeren Menschen, die so vor Überarbeitung und Erschöpfungszuständen geschützt werden können. (Aoki, 1984b)

Das Polysaccharid Lentinan wird intravenös verabreicht oder in die Bauchhöhle gespritzt. Es wird in Japan bei der klinischen Behandlung von Magenkrebs angewendet. (Mizuno, Sakai, Chihara, 1995)

Es wirkt auch gegen Bakterien (*Listeria monocytogenes*, kann zu Früh- und Fehlgeburten, sowie Hirnhautentzündung und anderen Organerkrankungen führen), Parasiten (*Schistosoma*-Arten, die Darm- und Lungen-Bilharziose verursachen können) und Viren (z.B. Adenoviren, Herpesviren und in Kombination mit AZT auch gegen HIV, den Erreger von AIDS). (Hobbs, 1995)

Lentinan kann auch im klinischen Einsatz angezeigt sein: bei älteren Patienten und Menschen, die völlig ausgelaugt durch Überarbeitung sind, als auch bei Individuen, die einem hohen Risiko durch kanzerogene Stoffe ausgesetzt sind. (Aoki, 1984b)

In Japan wird Lentinan zur Behandlung von LNKS (low natural killer cell syndrome) mit Erfolg eingesetzt, einer Krankheit, die vermutlich identisch mit dem *Chronischen Müdigkeitssyndrom* im Westen ist. Dabei behebt Lentinan die Symptome von Fieberanfällen, Dauermüdigkeit und geringer NK-Zell-Aktivität. (Aoki et al., 1987)

Abzuraten ist selbstverständlich von einer Selbstmedikation allein mit Shiitake oder seinen Präparaten. Vor allem deswegen, weil sich die günstigen Beeinflussung der schweren Krankheiten meist erst in Kombination von Shiitake mit den üblichen Behandlungsmethoden ergeben.

Tee und Extrakte

Um einen Tee oder Extrakt herzustellen müssen frische Pilze unter Sonnenlicht getrocknet werden. Oder Sie verwenden ohnehin getrocknete Ware.

1. Methode: Zwei getrocknete Pilze werden sodann mindestens 15 Minuten in wenig lauwarmen Wasser eingeweicht, so dass sie gerade bedeckt sind. Anschließend werden sie zerkleinert und mit einem Teil des Einweichwassers zum Kochen gebracht. Dann lässt man sie mindestens zwanzig Minuten bei geringer Wärmezufuhr ziehen. Falls zu viel Wasser verdunstet, kann man ein wenig nachfüllen. Die Pilze werden schließlich abgeseiht und können noch einer Suppe beigefügt werden. Der Extrakt kann für sich allein oder (meine besondere Empfehlung) mit frischem Gemüsesaft getrunken werden.

2. Methode: Zwei trockene Pilze werden möglichst fein zerkleinert (sehr hilfreich ist hier eine Kaffemühle) und mit wenig Wasser wie oben zum Kochen gebracht. Wie oben bei geringer Hitze ziehen lassen und anschließend abseihen (Sie können die ganze Abkochung auch einfach in eine dünne Gemüsebrühe geben). Bei dieser Methode erhalten Sie die beste Ausbeute an Inhaltsstoffen.

Diesen Extrakt sollten Sie zweimal täglich (d.h. insgesamt vier Pilze) zu sich nehmen. Im Krankheitsfall verdoppeln Sie einfach die Dosis.

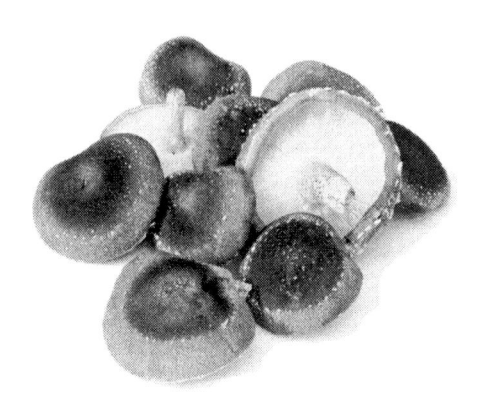

Krankheiten behandeln von A bis Z

Indikationen für eine Behandlung mit Shiitake bzw. mit Extrakten.

> **ACHTUNG!** Die folgenden Informationen sollen den Patienten vor allem informieren und die Betroffenen keinesfalls davon abhalten, bei schwerwiegenden Beschwerden einen Arzt zu konsultieren.

●●●

AIDS
Beschreibung:
AIDS steht als Abkürzung für Acquired Immune Deficiency Syndrome, zu deutsch: erworbenes Immundefekt-Syndrom. Diese Krankheit ist relativ jung, da sie erstmals 1981 als eigenständiges Krankheitsbild beschrieben wurde.
   Den Erreger dieser modernen Seuche - das HI-Virus - entdeckte man 1983. Eine Infektion führt schleichend aber zwangsläufig zum völligen Zusammenbruch des Immunsystems und damit zum Tod der Betroffenen.
Symptome:
sind anfangs nicht eindeutig und daher schwierig zu deuten, vor allem da sich das Virus einige Monate oder sogar Jahre im Körper scheinbar ruhig verhält. Oft zeigen sich im weiteren Verlauf folgende Krankheitszeichen:
- Gewichtsabnahme
- Müdigkeit
- abnehmendes Leistungsvermögen
- Fieberanfälle
- Anschwellen der Lymphdrüsen

In der Endphase kollabiert das Immunsystem und es stellen sich Folgekrankheiten ein, die früher oder später zum Tode führen:
- Infektionskrankheiten wie Lungenentzündung
- Pilzinfektionen
- bösartige Krebsgeschwulste

Ursachen:
Verbreitet wird das Virus durch Übertragung ins Blut, wie es z.B. durch winzige Wunden beim Geschlechtsverkehr geschehen kann. Besonders gefährdet sind bestimmte Bevölkerungsgruppen: Drogenabhängige, die sich ihr Injektionsgerät mit anderen teilen, Homosexuelle, die bevorzugt anal verkehren, Heterosexuelle mit häufig wechselnden Sexualpartnern und Menschen, die auf Gabe von Blutkonserven angewiesen sind.

Besonders dramatisch stellt sich die Situation in einigen Ländern Schwarzafrikas dar, wo gebietsweise bereits mehr als 50% der arbeitsfähigen Bevölkerung infiziert ist.

Behandlungsmöglichkeiten:
Bei einer HIV-Infektionen müssen Sie unbedingt in ärztliche Behandlung! Je rascher die Behandlung einsetzt, umso besser sind die Chancen, noch möglichst lange symptomfrei leben zu können. Voraussetzung ist, die Viren so frühzeitig wie möglich an einer Vermehrung zu hindern. Die Krankheit ist nach heutigem Wissensstand noch unheilbar, doch können Infizierte bei sachgemäßer Behandlung noch einige Jahre in ziemlich guter Gesundheit verbringen.

Shiitake-Anwendungen:
Wie in vielen Untersuchungen schon festgestellt wurde, wirken einige Inhaltsstoffe des Shiitake vor allem in Kombination, z.b. mit AZT, gut gegen das AIDS-Virus, wie auch gegen andere Virusarten, die zu einer ernsthaften Gefahr für AIDS-Patienten werden können.

Da bei HIV-Infektionen mit relativ hohen Wirkstoffmengen gearbeitet werden muss, kann man den Bedarf leider nicht durch bloßes Essen der Pilze decken, so dass in diesen Fällen Lentinan- bzw. LEM-Präparate angezeigt sind.

Sehr wirksam scheint das LEM zu wirken, von dem 2-6 Gramm täglich - in zwei bis drei Gaben - bis zur Stabilisierung bestimmter Zahlen von Immunzellen eingenommen werden, danach reicht wohl eine Dosis von 0,5-1 Gramm.

Lentinan wird in einer Menge von 1-5 mg (höhere Dosen wirken schwächend auf das Immunsystem!) zweimal je Woche in die Muskeln oder Venen injiziert. In einem Versuch am General Hospital in San Francisco wurde Lentinan zusammen mit Didanosine (ddI) gegeben. Das Ergebnis zeigte bei den meisten Patienten einen deutlichen Anstieg von CD4-Zellen. ddI allein führte zu keiner Erhöhung der CD4-Zellzahlen (Gordon et al., 1998).

●●●●●●●●●●●●●●●●●●●●●●●●●●●●●●●●●

Allergien
Beschreibung:
Überschießende Reaktion des Immunsystems gegenüber körperfremden, sonst meist unschädlichen Substanzen, sogenannten Allergenen.

Symptome:
- Hautrötungen, Quaddeln, Ekzeme, Neurodermitis
- Niesreiz, Augenjucken, Fließschnupfen, Asthma
- Verdauungsstörungen wie Krämpfe und Durchfall
- Gelenkschwellungen, Kopfschmerzen

Ursachen:
Die bekanntesten Allergene sind neben dem Blütenstaub - den Pollen - vor allem Hausstaub (der durchsetzt ist von Milbenkot), Schimmelpilzsporen, Insektengifte, Tierhaare und -speichel, bestimmte Nahrungsmittel, Medikamente und chemische Verbindungen aber auch Sonnenlicht und Schmuck (hier vor allem nickelhaltiger Modeschmuck). Nicht selten sind auch Nahrungsmittelallergien gegen Milch, verschiedene Getreide, Fisch, exotische Früchte, Erdbeeren, Nüsse.

Behandlungsmöglichkeiten:
Da Ursachen und Symptome von Allergien sehr unterschiedlich ausfallen können, das Entstehung und die Wirkungsweisen von Allergien immer noch unzureichend geklärt sind, gibt es zahlreiche mehr oder weniger zweifelhafte Hausmittelchen. Da allen Allergien eine erhöhte Histaminausschüttung gemeinsam ist, sollten Allergiker vor allem ballaststoff- und vitaminreiches Obst und Gemüse verzehren. Denn Ballaststoffe und Vitamine können den Histaminausstoß verringern. Histamin zählt zu den Mediatoren des Immunsystems und ist verantwortlich für Entzündungsreaktionen und Schwellungen.

Das beste Mittel gegen Allergien ist, den Kontakt mit den auslösenden Stoffen zu meiden. Da dies nicht immer möglich ist, können Sie z.B. bei saisonal auftretenden Allergien auch vorbeugend Antihistaminika zur Linderung der Symptome einnehmen. Bei starken Symptomen muss man leider oft auch zu starken Medikamenten wie Cortison-Präparaten greifen.

Bei Heuschnupfen hilft auch oft eine Hyposensibilisierung, die viel Geduld erfordert, da die Behandlung meist einige Jahre dauert. Sind Sie allergisch auf Insektenstiche, sollten Sie unbedingt eine Hyposensibilisierung ins Auge fassen, da gerade durch Insektengifte - gelegentlich auch durch Nahrungsmittel, oft durch Medikamente - häufig lebensgefährliche allergische Schocks auftreten können. Bei Auftreten dieses sogenannten anaphylaktischen Schocks ist unbedingt der Notarzt zu verständigen.

Shiitake-Anwendungen:
In Anbaubetrieben für Shiitake treten bei den Arbeitern nicht selten auch Allergien gegen die Sporen des Pilzes auf. Diese Reaktion ist bei den Endverbrauchern äußerst selten. Eine Allergie gegen gegessene Pilze ist noch unwahrscheinlicher. Sollten Sie dennoch reagieren, meiden Sie bitte den Pilz!

Im allgemeinen wirken sich die Einflüsse des Shiitake auf das Immunsystem sehr positiv aus, indem die aus dem Gleichgewicht geratene Körperabwehr auf das normale Maß zurückgeführt wird. Bestimmte Kohlenhydrate im Shiitake - vor allem die Beta-Glukane - regen das Immunsystem auf natürliche Weise an, ohne dass Begleiterscheinungen auftreten. Im Gegenteil, meist nehmen solche Fehlerscheinungen sogar ab.

Da Shiitake gerade jene Teile des Immunsystems kräftigt, die nichts mit der Allergie zu tun haben, ist es sinnvoll, Shiitake zu verzehren, gerade wenn Sie Allergiker sind, um den Folgeschäden vorzubeugen: Pilzinfektionen der Haut bei Neurodermitis, Nebenhöhlenentzündungen bei Heuschnupfen, Herz-Kreislauf-Problemen durch Asthma.

Essen Sie daher ruhig öfter ein Gericht mit Shiitake und beobachten Sie in den nächsten Tagen Ihre Reaktion. Sollten sich Ihre Symptome lindern, so fahren Sie fort Shiitake zu nehmen. Falls sich die Symptome verschlechtern, sollten Sie doch besser auf die Stärkung Ihres Immunsystems mit Shiitake verzichten.

Alterserscheinungen
Beschreibung:
Altern mit all den dazugehörigen Erscheinungen ist keine Krankheit, sondern ein ganz natürlicher Vorgang, der bereits ab 30 einsetzt und nur etwas gebremst aber nicht aufgehalten werden kann.
Symptome:
sind individuell sehr verschieden. Besonders häufig treten mit dem Älterwerden auf:
- degenerative Veränderungen des Herzens und des Stoffwechsels (mit den bekannten Herz-Kreislauf-Erkrankungen)
- Augenkrankheiten (Grauer oder Grüner Star)
- Schwerhörigkeit
- Einschränkung der Beweglichkeit
- Störungen auf Zellebene, die zu Krebs führen können.

Ursachen:
Überzeugend scheint heute jene Theorie, die mit der Älterwerden der äußeren Erscheinung ebenso eine Alterung der Zellen einhergehen sieht. Vor allem "freien Radikale" sollen die Verursacher dieser Zellalterung sein. Sie entstehen beim Stoffwechsel und sind chemisch äußerst aggressiv, indem sie die Zellbestandteile und den Zellkern angreifen und schwer beschädigen. Besonders gefährlich sind Zellschädigungen durch freie Radikale dort, wo sich Zellen nicht mehr erneuern, also in Nerven und im Gehirn, aber auch in den Augenlinsen. Dies würde auch erklären, dass mit zunehmendem Alter die Geisteskräfte schwächer werden, dass die Sehstärke nachläßt und dass Augenkrankheiten sich häufen. Inzwischen ist allgemein akzeptiert, dass Krebs nichts anderes darstellt, als eine irreparable Schädigungen des Erbguts einzelner Zellen, die somit entarten. Dieser Vorgang tritt in fortgeschrittenem Alter immer häufiger auf, da die körper-

eigenen Reparaturmechanismen nicht mehr so gut funktionieren. Auch Stress soll Alterungsprozesse beschleunigen.

Shiitake-Anwendungen:
In Japan wird Lentinan therapeutisch genutzt als Verjüngungsmittel bei älteren Personen (ganz unabhängig von ihrem Gesundheitszustand) oder auch als Vorbeugungsmittel bei jüngeren Menschen, die so vor Überarbeitung und Erschöpfungszuständen geschützt werden können (Aoki, 1984b)

Sie brauchen aber sich nicht erst darum kümmern, eine Quelle für Lentinan ausfindig zu machen. Shiitake selbst enthält Thioprolin das bestimmte „freie Radikale" wie Nitrit abfängt. Andere Stoffe stärken das Immunsystem, welches einen Teil des körpereigenen Reparatursystems für Zellen darstellt.

Verwöhnen Sie sich und Ihren Gaumen regelmäßig mit Shiitake-Suppen und anderen Shiitake-Gerichten! Neben dem gesundheitlichen Nutzen tun Sie damit auch etwas für Ihren Sinnengenuß und damit für Ihre Lebensfreude, die immer noch der wichtigste Quell für ein Alter in Würde und Gesundheit ist.

••••••••••••••••••••••••••••••••••••

Arteriosklerose
Beschreibung:
Die im Volksmund Arterienverkalkung genannte Erkrankung der Blutgefäße kann zur allgemeinen Minderung der körperlichen und geistigen Leistungsfähigkeit führen. Meist sind diese Durchblutungsstörungen auch von Kreuz- oder Rückenschmerzen begleitet. Mit zunehmendem Alter nimmt auch die Gefahr an Arteriosklerose zur erkranken rapide zu.
Symptome:
- typisches Anzeichen ist die Brustenge (Angina pectoris) mit dem Gefühl von Druck und Brennen
- Ausstrahlen der Schmerzen in Hals, Schultern und Arme
- Atemnot vor allem nach Anstrengungen (tritt Atemnot schon in Ruhe auf, kann sich ein Herzinfarkt ankündigen!)

Bemerken Sie diese Symptome an sich, suchen Sie unbedingt einen Arzt auf.
Mögliche Folgen:
- Nachlassen der körperlichen und geistigen Fähigkeiten
- Einschränkung der Bewegungsfreiheit
- Herzinfarkt oder Schlaganfall

Ursachen:
Risikofaktoren erster Ordnung, die zur Arteriosklerose führen sind: Hohe Blutfettwerte, Bluthochdruck, Stoffwechselstörungen, Diabetes und Nikotinmißbrauch.

Zu den Risikofaktoren zweiter Ordnung gehören: Übergewicht, Bewegungsmangel und Stress.

Die Blutgefäße verlieren durch Einlagerungen von Fetten und Kalksalzen (Plaques) ihre Elastizität, und die Adern werden verengt, was den Blutstrom behindert. Eine Belastung von sklerotischen Blutgefäßen kann dazu führen, dass Äderchen platzen und Blutgerinnsel entstehen, die mit dem Blutstrom weiter transportiert, woanders eine Verstopfung verursachen können, z.b. in den Herzkranzgefäßen, was zum Herzinfarkt führt.

Arteriosklerose ist noch immer Todesursache Nr. 1 in Deutschland. An den Folgeerkrankungen wie Herzinfarkt, Schlaganfall, Durchblutungsstörungen, Nierenschäden sterben mehr Menschen als an allen Krebsarten zusammen. Neue Untersuchungen geben jedoch Anlaß zur Hoffnung, die Arteriosklerose bereits in ihren Anfangsstadien verhindern zu können.

So wurde erst vor kurzen Homocystein als ein eigenständiger Risikofaktor erkannt, der noch früher und noch stärker schädigend wirkt als Cholesterin und der unabhängig von anderen Risikofaktoren zur Arteriosklerose führt. Homocystein entsteht im Körper selbst als ein Zwischenprodukt im Stoffwechsel von Aminosäuren. Weil es jedoch in größeren Mengen schädlich ist für die Blutgefäße, muss es umgehend wieder abgebaut oder umgewandelt werden. Dafür werden die Vitamine B6 und B12 sowie das Vitamin Folsäure als Co-Enzyme benötigt. Mangelt es an diesen Vitaminen, steigt der Gehalt von Homocystein im Blut - und damit das Risiko, einen Herzinfarkt zu erleiden um das drei- bis vierfache. Jeder zweite im Alter über 65 Jahren ist davon betroffen. Glücklicherweise ist dieser Risikofaktor für die Arteriosklerose durch Zufuhr der genannten Vitamine in Form einer ausgewogenen Ernährung ebenso einfach wie erfolgreich zu beseitigen. Besonders empfehlenswert: Vollkornprodukte und Milcherzeugnisse.

Um eine Arterienverkalkung zu behandeln, muss erst einmal ein Arzt feststellen, wie weit die Krankheit bereits fortgeschritten ist. Im Frühstadium ist eine Heilung durchaus noch möglich, während bei fortgeschrittenem Krankheitszustand nur eine Verlangsamung der Vorgänge erreicht werden kann.

Shiitake-Anwendungen:
Shiitake verhindert durch seine freien Aminosäuren die Aggregation oder das Verklumpen von roten Blutkörperchen. Weil dieses Verklumpen zu Herzinfarkt und Schlaganfällen führen kann, wird dieser Pilz zu Recht als Tonikum für das Herz angesehen. Auch gegen die anderen Risikofaktoren erster Ordnung werden durch Shiitake positiv beeinflusst. (Jones, 1995)

Die Traditionelle Chinesische Medizin empfiehlt bei Arteriosklerose: 9 Gramm getrocknete oder 90 g frische Pilze täglich. Abkochen und einnehmen, oder pulverisiert in Kapseln schlucken. (Liu & Bau, 1980)

Asthma, allergisches
Beschreibung:
Die Lungen reagieren überempfindlich. Meist ist der Auslöser ein Allergen, es können aber auch physikalische Reize wie kalte Luft oder Infektionen zu Asthmaanfällen führen.
Symptome:
- Atembeklemmung, Kurzatmigkeit
- akute Atemnot, Erstickungsangst
- Husten mit verstärkter Schleimabsonderung
- Atem mit rasselnden pfeifenden Geräuschen

Ursachen:
Ausgelöst werden Asthmaanfälle durch eine entzündliche Verengung der Bronchien sowie ein Ansteigen der Schleimhautabsonderung meist als im Gefolge des direkten Kontaktes mit Allergenen: Blütenpollen, Hausstaub, Tierhaare, Pilzsporen. Aber auch indirekt durch Medikamente und Nahrungsmittel. Die Anfälligkeit für Asthma scheint ebenso wie andere allergische Reaktionen erblich bedingt zu sein.

Neigen Sie zu besonders starkem Asthma so kann dies lebensbedrohlich sein! Tragen Sie für diese Fälle immer Ihre Medikamente bei sich, die Sie von Ihrem Arzt erhalten.

Shiitake-Anwendungen:
Hier wirkt nicht der Pilz selbst am besten sondern der Extrakt aus dem Myzel, das LEM. Es sind schon viele Fälle dokumentiert, wo während einer Behandlung mit LEM, die Dauer und Schwere der Asthmaanfälle sich sehr zum Besseren gewendet haben. Leider ist es bei noch nicht bzw. nur äußerst schwer erhältlich.

In jedem Falle sollten Sie, falls Sie an einem saisonalen Asthma leiden, sich die positiven antiallergischen Eigenschaften von Shiitake zunutze machen. Eine regelmäßige Einnahme oder der Verzehr von täglich 8 Gramm getrockneter Pilze führt oftmals zu einer Linderung der unangenehmen Symptome.

Autoimmunerkrankungen
Beschreibung:
Die Körperabwehr richtet sich gegen den eigenen Organismus. Die Immuntoleranz gegenüber dem eigenen Gewebe ist gestört. Es kommt zu Entzündungsreaktionen und kann bis zur Zerstörung der eigenen Organe fortschreiten.

Symptome:
da sehr unterschiedliche Organe betroffen sein können fallen die Symptome auch sehr unterschiedlich aus. Die bekanntesten Autoimmunerkrankungen sind:
- Arthritis und rheumatische Erkrankungen
- bestimmte Formen der Leber- und Nierenentzündung
- Multiple Sklerose
- juvenile Diabetes

Ursachen:
Zur Entstehung von Autoimmunkrankheiten gibt es verschiedene Theorien. Eine davon, die erst jüngst bestätigt wurde, geht davon aus, dass sich eingedrungene Viren mit menschlichen Proteinen tarnen. Haben die Immunzellen „gelernt", das getarnte Virus an den Eiweißen zu erkennen, bekämpfen sie alles, was ähnlich aussieht - somit auch die Organe des eigenen Körpers, welche die gleichen Proteine an ihrer Oberfläche aufweisen. Im konkreten Fall haben amerikanische Wissenschaftler dies an Herpesviren nachgewiesen, die eine Hornhautentzündung des Auges hervorrufen können. Vermutlich beruht eine ganze Reihe von Autoimmunerkrankungen auf verdeckten Virusinfektionen.

Shiitake-Anwendungen:
Schon zu Beginn des 14. Jahrhunderts. wies der chinesische Arzt Wu Rui auf die Wirksamkeit des Shiitake bei Arthritis und ähnliche Erkrankungen hin. Moderne Untersuchungen bestätigen diese Wirkung. Dabei scheinen wohl zwei Wirkungsmechanismen zum Tragen kommen. Einerseits verschaffen die Inhaltsstoffe des Shiitake eine Linderung der Symptome, indem Sie überschießende Entzündungsreaktionen beruhigen. Andererseits unterstützen Shiitake-Wirkstoffe das Immunsystem beim Kampf gegen einige Virusarten, die als Auslöser von Autoimmunkrankheiten in Frage kommen, z.B. Herpesviren.

Diese Zusammenhänge weiter aufzuklären bedarf es jedoch weiterer Anstrengungen der medizinischen Forschung.

Shiitake-Zubereitungen sind in jedem Fall eine ungefährliche und gesunde Methode sich vor allen möglichen Virusinfektionen zu schützen, bzw. deren Ausbreitung im Körper einzuschränken.

Wegen der kombinierten Wirkung - entzündungshemmend und antiviral - seiner z.T. phenolischen (Lignin) Inhaltsstoffe auf das Immunsystem ist der Myzelextrakt (LEM) effektiver als der Pilz selbst. Sollten Sie eine Möglichkeit finden, sich LEM zu verschaffen, nehmen Sie täglich eine Menge von 1 Gramm mit etwas Flüssigkeit zu sich. Ihre Beschwerden sollten sich schließlich nach ein bis zwei Wochen deutlich gebessert haben.

Bluthochdruck
Beschreibung:
Bluthochdruck zählt zu den bedeutendsten Risikofaktoren für Arteriosklerose. Inzwischen hat mittlerweile nahezu jeder siebte Bundesbürger einen zu hohen Blutdruck. Bei den über 65-Jährigen bereits jeder vierte.
Symptome:
- Unternehmungslust
- Schwindel, innere Unruhe
- Herzklopfen, Nasenbluten, gerötetes Gesicht
- Schmerzen in der Brust
- Atemnot unter Belastung

Ursachen:
Meist läßt sich keine eindeutige Ursache für Bluthochdruck feststellen. Die Neigung zu erhöhtem Blutdruck ist vererbbar. Kommen noch Risikofaktoren wie Dauerstress, unvernünftige Lebens- und Ernährungsweise, Übergewicht oder Alkoholkonsum und Nikotinmißbrauch hinzu, entwickelt sich ziemlich häufig Bluthochdruck. Nur in weniger als zehn Prozent führen andere Umstände zu einem erhöhten Blutdruck.

Shiitake-Anwendungen:
Zur Vorbeugung können Sie drei bis vier Gramm getrocknetes Pilzpulver in Kapselform zu sich nehmen.

Wurde bei Ihnen bereits Bluthochdruck festgestellt, sollten Sie täglich Extrakt von acht getrockneten Pilze oder Pilzpulver einnehmen. (Liu & Bau, 1980)

Bronchitis
Beschreibung:
Eine Bronchitis ist eine Entzündung der feinverästelten Luftwege der Lunge (Bronchien). Die akute Bronchitis tritt meist im Gefolge einer Erkältung auf. Eine chronische Bronchitis liegt dann vor, wenn der damit einhergehende Husten kaum noch abklingt und der zähe Schleim nicht mehr richtig abgehustet werden kann.
Symptome:
- zunächst trockener Reizhusten, später mit schleimigem Auswurf
- rasselnder Atem
- erschwerte Atmung (Keuchen)

Ursachen:
Meist beginnt es harmlos mit einem Schnupfen, durch die gestörte Nasenatmung wird die Lunge gereizt, es kommt zur akuten Bronchitis. Wenn diese nicht richtig auskuriert wird, kommt es zur chronischen Bronchitis. Hier sind die Flimmerhärchen in den Bronchien gelähmt und können den gebildeten Schleim nicht mehr nach außen befördern. Somit wird die Funktionsfähigkeit der Lunge beeinträchtigt und kann dadurch zu einer starken Belastung des Herzens führen. Besonders Raucher sind besonders anfällig für eine chronische Bronchitis.

Shiitake-Anwendungen:
Da eine akute Bronchitis oft von Erkältungsviren ausgelöst wird, schützt eine vorbeugende Einnahme von Shiitake durch eine allgemeine Kräftigung des Immunsystems.

Nehmen Sie zur Vorbeugung in Erkältungszeiten täglich mindestens vier Pilze mit den Mahlzeiten zu sich.

Spüren Sie bereits eine Bronchitis oder eine Erkältung im Anrücken, verdoppeln Sie die Dosis. Sie bleiben dann wohl nicht völlig verschont, doch werden die Symptome meist nicht sehr stark und die Krankheit wird schneller auskuriert.

Behandlungsmöglichkeiten:
Um den zähen Schleim zu lösen ist es notwendig dem Körper sehr viel Flüssigkeit am besten in Form von Kräutertees zuzuführen. Besonders bewährt hat sich Thymiantee, dessen ätherische Öle z.T. über die Lunge ausgeschieden werden und somit die Bronchien vor Folgeinfektionen schützt. Thymian ist als Inhalationsmittel auch sehr geeignet bei akuter Bronchitis.

Malventee als schleimlösendes Mittel hilft die Abhustung der Lungensekrete zu erleichtern.

In schweren Fällen lassen Sie sich von Ihrem Arzt schleimlösende Mittel verschreiben. Bei Atemnot können Sie sich ein bronchienerweiterndes Mittel geben lassen. Haben Sie eine allergische Bronchitis sollten Sie rechtzeitig Antihistaminika einnehmen um zu verhindern, dass die Krankheit chronisch wird.

In jedem Fall sollten Sie das Rauchen aufgeben.

••••••••••••••••••••••••••••••••••••

Chemotherapie-Nebenwirkungen
Beschreibung:
Die Behandlung von Krebs und Tumoren erfordert in den meisten Fällen Maßnahmen, die mit starken Nebenwirkungen einhergehen. Dazu gehört neben Operationen und Strahlenbehandlung die Chemotherapie. Zur Anwendung bei letzterer kommen starke Arzneimittel, die eine ganze Reihe von unerwünschten

Nebenwirkungen haben können. Das Lentinan aus dem Shiitake eignet sich sehr gut, die schädigenden Wirkungen auf das Immunsystem gering zu halten.

Symptome:
- Übelkeit, Erbrechen
- vorübergehender Haarausfall
- Erschöpfungszustände

Ursachen:
Da die Krebsmedikamente nicht nur die sich ständig teilenden, entarteten Zellen zerstören, sondern auch viele andere Zellen angreifen, die sich oft teilen oder rasch wachsen, werden diese in Mitleidenschaft gezogen. Wie die Zellen in Schleimhäuten von Magen und Darm, was die Übelkeit verursacht. Haarzellen wachsen auch sehr rasch, daher fallen diese während einer Chemotherapie oft aus.

Auch das Immunsystem wird sehr stark gestört, was die Patienten anfällig für allerlei andere Krankheiten macht.

Shiitake-Anwendungen:
Lentinan wird in Japan zur Immuntherapie genutzt, d.h. es wird angewendet, um das Immunsystem zu stärken, welches durch Krebs bzw. die Krebsbehandlung beeinträchtigt ist. Dabei haben die japanischen Forscher festgestellt, dass Lentinan die unerwünschten Nebenwirkungen der Chemotherapie reduziert und die Wirksamkeit der Krebsmedikamente z.T. deutlich erhöhte. Besonders wichtig ist hierbei, die Lentinanbehandlung schon vor der Chemotherapie zu beginnen.

Eine Selbstmedikation ist bei Krebs nicht empfehlenswert. Aber sprechen Sie Ihren Arzt auf eine Immuntherapie an, welche die Chemotherapie begleitet.

●●●●●●●●●●●●●●●●●●●●●●●●●●●●●●●●●●

Cholesterinspiegel, hoher
Beschreibung:
Cholesterin wurde in den letzten Jahrzehnten als eine der Hauptursachen für alle Herz-Kreislauf-Erkrankungen verteufelt. Wie kurz wiederum die monokausale Schlußfolgerungen der Schulmediziner hier griffen, zeigen Beispiele von Menschen, die täglich zehn Eier (die wahre Cholesterinbomben sind) verzehren, ohne dass sich bei ihnen der Cholesterinspiegel merklich verändert würde. Tatsächlich sind es stets mehrere Faktoren, die den Cholesterinspiegel bedenklich in die Höhe treiben und das Cholesterin aus der Nahrung ist nur einer von mehreren Verursachern.

Symptome:
- Brustenge
- Atemnot, vor allem nach Anstrengungen

Ursachen:
Das lebensnotwendige Cholesterin wird sowohl von der Leber selbst erzeugt als auch mit der Nahrung aufgenommen. Da es als Fettstoff im Blut nicht löslich ist, bedarf es für den Transport weiterer Hilfsstoffe, den sogenannten Lipoproteinen. Von diesen gibt es Sorten unterschiedlicher Dichte, das „gute" HDL-Protein mit hoher Dichte und das „schlechte" LDL-Protein mit geringer Dichte. Letzteres lagert sich mit den enthaltenen Fettstoffen leichter an die Arterienwände an und kann schließlich zur Arteriosklerose führen. Erbliche Veranlagung und ein zu bequemer Lebensstil mit Bewegungsarmut sowie fettreiche Nahrung können den Cholesterinspiegel und den LDL-Anteil in die Höhe treiben. Mit den bekannten Konsequenzen: Herz-Kreislauf-Erkrankungen, Arteriosklerose etc.

Bisher wurde im Zusammenhang mit erhöhten Cholesterinwerten die Bedeutung von bequemen Fertiggerichten noch nicht genügend herausgestellt. Durch die Herstellungs- und Lagerungsprozesse entstehen höhere Anteile an oxidiertem Cholesterin, die bei empfänglichen Personen nicht so schnell wie gewöhnliches Cholesterin abgebaut werden können und daher zu einer erheblichen Risikoverstärkung beitragen.

Besonders gefährdet sind Diabetiker und Personen, die an einer Leber-, Nieren- oder Schilddrüsenerkrankung leiden. Diese sollten deshalb ihre Blutfettwerte regelmäßig messen lassen.

Behandlungsmöglichkeiten:
Die Inhaltsstoffe des Knoblauchs hemmen die Cholesterinproduktion der Leber, so dass Sie auch durch die regelmäßige Einnahme von Knoblauch (zwei bis drei Zehen täglich) oder Knoblauchpräparaten den Cholesterinspiegel senken können. Knoblauchpräparate aus der Apotheke sind nur dann zu empfehlen, wenn sie die erforderliche Wirkstoffkonzentration von 1,3 g (entspricht 4 g frischem Knoblauch) enthalten.

Allerdings kann sich bei längerer Anwendung aller cholesterinsenkender Mittel der Cholesterinspiegel wieder erhöhen, da die Leber versucht, die Hemmung der Cholesterinproduktion auszugleichen. Sinnvoll sind cholesterinsenkende Maßnahmen auf Dauer nur mit einer konsequenten Umstellung des Lebensstils, um zu vermeiden, dass der Cholesteringehalt des Blutes wieder steigt.

Eine deutliche Reduzierung der LDL-Werte kann jedoch entweder medikamentös oder über eine konsequente Umstellung der Ernährung auf eine fettarme Kost mit vermehrtem Verzehr von Gemüse, Salaten und Obst erzielt werden. Shiitake oder Knoblauch allein reichen nicht, beide Gemüse stellen eine sinnvolle therapieunterstützende bzw. ergänzende Maßnahme dar.

Allerdings kann sich bei längerer Anwendung aller cholesterinsenkender Mittel der Cholesterinspiegel wieder erhöhen, da die Leber versucht, die Hemmung der Cholesterinproduktion auszugleichen. Sinnvoll sind cholesterinsenkende Maßnahmen auf Dauer nur mit einer konsequenten Umstellung des Lebensstils, um zu vermeiden, dass der Cholesteringehalt des Blutes wieder steigt.

Da für unseren Körper Fett nicht gleich Fett ist, sollte bei Neigung zu einem hohen Cholesterinspiegel bevorzugt natives Olivenöl als bevorzugtes Speiseöl verwendet werden. Denn die Kreter, die zwar einen extrem hohen Fettkonsum aufweisen (zum allergrößten Teil aus hochwertigen Olivenöl), erreichen das höchste Durchschnittsalter in den europäischen Regionen und erbringen damit den Beweis, dass der Verzehr der richtigen Fette gut für die Gesundheit ist.

Shiitake-Anwendungen:
Shiitake beeinflussen den Fettstoffwechsel auf mehrfache positive Art und Weise. Zum einen nimmt während einer regelmäßigen Einnahme von Shiitake der Gesamtcholesterinspiegel ab, da der Inhaltsstoff Eritadenin (= Lentinacin) den Abbau und die Ausscheidung des Cholesterins fördert. Zum zweiten erschweren die Ballaststoffe des Pilzes die Aufnahme von Cholesterin aus der Nahrung. Und zum dritten erhöht der Shiitake den Anteil des guten HDL-Cholesterins auf Kosten des schlechten LDL-Cholesterins

Bei wem also eine erhöhter Cholesterinspiegel festgestellt wurde - oder auch einfach zur Vorbeugung - der sollte täglich 9 getrocknete oder 90 Gramm frische Pilze mit der Nahrung zu sich nehmen.

●●●●●●●●●●●●●●●●●●●●●●●●●●●●●●●●●●●●●●●

Diabetes
Beschreibung:
Von Zuckerkrankheit oder Diabetes spricht man, wenn zuviel Glukose (oder Blutzucker) im Blut enthalten ist. Die Hormone Insulin und Glukagon regulieren den Blutzuckerspiegel in relativ engen Grenzen im Organismus. Insulin senkt den Blutzuckerspiegel, Glukagon erhöht ihn. Bei Zuckerkranken wird nicht ausreichend Insulin gebildet, das hat zur Folge, das im Blut zuviel Zucker gelöst bleibt und nicht in die Körperzellen gelangen kann.

Bei dem sogenannten Jugenddiabetes (Typ 1), der bereits in jungen Jahren auftreten kann, wird Insulin kaum oder gar nicht mehr gebildet. Die Ursache hierfür ist vermutlich eine Autoimmunreaktion, bei der die besonderen Zellen in der Bauchspeicheldrüse, die das Insulin produzieren, zerstört werden. Menschen, die unter dem Typ-1-Diabetes leiden, müssen meist Insulin spritzen und streng nach Diät leben.

Beim Altersdiabetes oder Typ-2-Diabetes ist die Insulinproduktion verringert. Dieser Diabetes-Typ zählt zu den Zivilisationskrankheiten und ist prinzipiell vermeidbar.

Symptome:
- Übergewicht
- Durchblutungsstörungen der Füße und Beine
- Sehstörungen
- Potenzstörungen
- Zucker im Urin

Ursachen für den Typ-2-Diabetes:
Die Anfälligkeit an Diabetes zu erkranken wird vererbt. Doch bricht die Krankheit in der Regel nur aus, wenn bestimmte Risikofaktoren hinzukommen. Die wichtigsten Faktoren sind Überernährung bei gleichzeitiger Bewegungsarmut. Wird dem Körper ständig ein Überangebot an Energie zugeführt, führt dies zur Erschöpfung der Zellen, die das Insulin produzieren. Mittlerweile dürften annähernd 3 Millionen Bundesbürger, in den meisten Fällen Übergewichtige, an diesem Diabetes leiden. Es ist bezeichnend, dass in den Hungerjahren nach dem Krieg diese Krankheit in Deutschland kaum auftrat.

Beim Typ-2-Diabetes leiden die Patienten unter einem erhöhten Risiko für Herzkrankheiten wegen des meist abnorm erhöhten LDL-Cholesterinspiegels. Darum sind diese Menschen auch besonders anfällig für Arteriosklerose - ein 40-jähriger Mann mit Diabetes hat das Herz eines 60-jährigen. Daher nimmt es nicht Wunder, dass sein Risiko an Herzkreislauf-Versagen zu sterben gegenüber der restlichen Bevölkerung um das Doppelte erhöht ist. (Deutsch, 1993).

Shiitake-Anwendungen:
Shiitake kann keinen Diabetes heilen, doch sollte er in einer Diät für Zuckerkranke nicht fehlen, da er fast kein Fett und wenig verwertbare Kohlenhydrate, dafür aber reichlich Ballaststoffe sowie wertvolles Eiweiß und Mineralstoffe enthält.

In der Traditionellen Chinesischen Medizin wird empfohlen täglich acht Pilze zu sich zu nehmen.

Beim Diabetes vom Typ 2 steigt die körpereigene Produktion von Insulin an und der Cholesterinspiegel sinkt, wenn täglich 2-3 Gramm LEM (Myzelextrakt) des Shiitake eingenommen werden. (Sharon, 1989).

Erkältung

Beschreibung:
Eine Virusinfektion der oberen Luftwege, die meist mit einem Schnupfen beginnt.

Symptome:
- Laufende Nase, im weiteren Verlauf meist Verschleimung
- Entzündeter Hals, Heiserkeit
- Trockener Husten
- Erhöhte Temperatur, eventuell Fieber
- Begleitsymptome wie Müdigkeit, Mattigkeit, Schlafbedürfnis, Gliederschmerzen

Ursachen:
Meist geht der Erkältung oder genauer gesagt dem grippalen Infekt eine Auskühlung des Körpers oder von Körperteilen (besonders typisch sind kalte Füße) voraus, wodurch die Durchblutung der Schleimhäute und damit die Immunabwehr gegenüber Viren und Bakterien geschwächt wird, so dass Krankheitserreger in die Schleimhäute eindringen können. Betroffen sind bei einer Erkältung meist Nase, Hals, Nebenhöhlen, Luftröhre, Rachen und/oder Bronchien.

Rund zweihundert verschiedene Virustypen können einen grippalen Infekt auslösen, der nicht mit einer richtigen Grippe (Influenza) zu verwechseln ist, die von speziellen Influenzaviren ausgelöst wird, meist einen schwereren Verlauf nimmt und für Kinder, Alte oder immungeschwächte Personen tödlich enden kann.

Behandlungsmöglichkeiten:
Die meisten Hausmittel bei Erkältungen haben gemeinsam, dass Sie den Körper erwärmen, die Durchblutung der Schleimhäute der Atemwege anregen und dadurch die körpereigenen Abwehrkräfte unterstützen.

Trinken Sie warme Getränke wie heiße Milch mit Honig (zwei Löffel auf eine Tasse), Salbei- oder Thymiantee.

Nehmen Sie bei kalten Füßen ein aufsteigendes Fußbad, d.h. tauchen Sie die Füße zunächst in lauwarmes Wasser und geben Sie nach und nach heißes Wasser zu, bis sich ein wohliges Wärmegefühl einstellt.

Bei den ersten Anzeichen einer drohenden Erkältung können Sie Echinacin-Präparate nehmen. Wundern Sie sich nicht, wenn Sie sich dann erst mal richtig schlapp fühlen. Denn Echinacin verursacht oft ein harmloses, künstliches Fieber. Gönnen Sie sich Ruhe, bleiben Sie zu Hause im Bett und packen Sie sich warm ein. Eine vorbeugende Einnahme von Antibiotika ist sinnlos, wenn nicht sogar schädlich und sollte daher nur bei bakteriellen Folgeinfekten in Erwägung gezogen werden.

Shiitake-Anwendungen:
Schon während der Ming-Dynastie erkannten chinesische Ärzte die Wirkung des Shiitake bei Erkältungen und echter Grippe. Wissenschaftliche Untersuchungen der letzten dreißig Jahre haben die Wirksamkeit von Shiitake und dessen Extrakten nicht nur bestätigt, sondern auch klar unter Beweis gestellt, dass sie oft wirksamer als viele pharmazeutische Präparate für Erkältungskrankheiten sind. (Jones,1995).

Gemüsesuppe mit Shiitake stärkt das Immunsystem und wird auch bei Appetitlosigkeit und Schwäche gerne gegessen, da es den Körper wärmt und Flüssigkeit zuführt.

Traditionell werden von chinesischen Heilern 6-8 Gramm Pilze täglich als Extrakt oder Tee empfohlen. (Liu & Bau, 1980)

••••••••••••••••••••••••••••••••••••••

Erschöpfungszustände
Beschreibung:
Die körperliche und geistige Leistungsfähigkeit ist herabgesetzt. Die betroffenen Personen fühlen sich wie ausgebrannt.
Symptome:
• Müdigkeit, Kraftlosigkeit
• Abgeschlagenheit, schnelle Ermüdung
• Konzentrationsmangel, Reizbarkeit
• Kopfschmerzen, Magenbeschwerden
Ursachen:
Viele Menschen, die sich erschöpft fühlen, muten sich über längere Zeiträume zu große Anstrengungen zu, z.b. Frauen, die mehrfach belastet sind durch Haushalt, Beruf und Kinder, oder arbeitssüchtige Manager werden vom Burn-out-Syndrom oft befallen.

Aber auch Krankheiten wie AIDS, Blutdruckstörungen, Diabetes, Herzschwäche, Depressionen oder Tabletten-, Genußmittel- und Suchtmittelmißbrauch führen zu Erschöpfungszuständen.
Shiitake-Anwendungen:
Bereits in den 70er Jahren hatte der Pionier der Shiitake-Forschung Kisaku Mori die tonischen (= anregenden) Wirkungen von Shiitake festgestellt. Der regelmäßige Verzehr von Shiitake bzw. von dessen Extrakten beeinflußt nicht nur die oben genannten Symptome, sondern unterstützt auch die therapeutischen Effekte bei der Behandlung der Krankheiten, die zu Erschöpfungszuständen führen.

Bereichern Sie daher Ihre Mahlzeiten regelmäßig mit Shiitake oder nehmen Sie täglich den Extrakt von 8-9 Pilzen ein. Zur Vorbeugung genügt die halbe

Menge täglich oder die gleiche Menge alle zwei Tage.

Gelenkschmerzen (Arthritis)
Beschreibung:
Gelenkschmerzen entstehen infolge von Entzündungen oder Abnutzung. Chronische Gelenkentzündungen sind oftmals typische Stoffwechselkrankheiten. Infolge einer zu ungesunden Ernährung - zu fett, zu eiweißreich, zuviel Alkohol, zuviel Kaffee - wird der Organismus einseitig mit bestimmten Abbauprodukten belastet. Es kann daher im Bereich der Gelenke zu Entzündungen kommen.
Symptome:
- Anhaltender Schmerz in Gelenkkapseln
- Eventuell akut auftretende Schmerzen oder Schmerzverschlimmerung durch entsprechende Einflüsse (Kälte, bestimmte Gelenkbelastungen)
- Begleiterscheinungen der Schmerzen bei Bewegungen: Knirschen oder Knakken
- Steifigkeit in den Gelenken, vor allem am Morgen
- Entlastungshinken bei Gelenkentzündungen im Fuß, Knie oder Hüftbereich

Ursachen:
Hauptsächlich führen Verschleißerscheinungen der Gelenke (= Arthrose) vor allem mit zunehmenden Alter zu entzündlichen Reaktionen (= Arthritis) im Knorpelgewebe der Gelenke. Die Entzündungsreaktion kann aber auch durch eingewanderte Keime oder allergische Reaktionen ausgelöst werden. In unseren Breitengraden eher selten sind die Arthritisformen, die durch Syphilis, Gonorrhöe oder Tuberkulose verursacht werden. Arthritis kann auch ein mögliches Symptom des „Chronischen Müdigkeitssyndroms" bzw. des „Syndroms der verringerten NK-Zellen" sein.

Ebenso vielfältig wie die zu Gelenkschmerzen führenden medizinischen Gründe sind auch die auftretenden Formen. Man kann sie erst einmal grob in zwei Hauptgruppen einteilen, in akute und in chronische Verläufe.

Von akuten Erkrankungen spricht man dann, wenn sie plötzlich beginnen und schnell verlaufen. Mit dem Begriff chronisch bezeichnet man lang anhaltende Krankheitsverläufe. Auch heute noch, trotz aller Fortschritte in der Medizin, sind die chronischen Formen der Gelenkentzündung (Gelenkrheumatismus, chronische Arthritis, Gicht) unheilbar, so dass alle Maßnahmen und Heilverfahren allenfalls eine vorbeugend wirken oder die Beschwerden lindern. Es gibt zwar cortisonhaltige Medikamente, welche die entzündlichen Reaktionen zurückdrängen, diese sind aber nicht frei von Nebenwirkungen und fördern unter anderem das Auftreten von typischen Alterserkrankungen wie Diabetes und Osteoporose.

Behandlungsmöglichkeiten:
Bei akuten Entzündungen des Gelenks führen Kältepackungen meist zu einer raschen Linderung der Beschwerden. Hierfür umwickeln Sie das betroffene Gelenk mit einem kalten feuchten Handtuch oder Sie legen Eisbeutel auf.

Bei chronischen Beschwerden ist es besser, die entsprechenden Stellen mit Wärme zu behandeln. Bestrahlen Sie das Gelenk mit einer Infrarotlampe oder legen Sie eine nicht zu heiße Wärmflasche auf.

Abgesehen vom Übergewicht scheint die Ernährung keinen nachgewiesenen Einfluß auf Gelenkentzündungen zu besitzen. Eine Umstellung der Ernährung auf eine vorwiegend basische, d.h. eiweiß- und harnsäurearme Frischkost wird von vielen Betroffenen als Erleichterung erlebt, da eine vorwiegend pflanzliche Ernährung die Verdauung entlastet und somit für eine Vitalisierung sorgt. Zusätzliche Maßnahmen wie Reduzierung des Übergewichts, weitgehender Verzicht auf Alkohol können zumindest dazu beitragen, dass sich der Krankheitszustand nicht verschlimmert.

Mit die besten Erfolge bei chronischen Gelenkerkrankungen liefert die Akupunktur. Wenden Sie sich in solchen Fällen an die entsprechenden Fachkräfte.

Shiitake-Anwendungen:
Mittlerweile gibt es ein Produkt aus Shiitake namens „Mykofarina" welches auch bei Migräne, Gelenkentzündungen und Rheuma sehr gute Ergebnisse gezeigt hat. Bei täglicher Einnahme des Präparates verringerten sich die Schmerzen meist innerhalb von einer Woche, nach einigen Wochen verschwanden sogar kleinere Verunstaltungen der Gelenke. (Lelley, 1997)

Diese Wirkung ist nicht überraschend hat doch schon der chinesische Arzt Wu Rui im 14. Jahrhundert. auf die Anwendung bei rheumatischen Erkrankungen hingewiesen. Doch in der modernen Forschung wurde dieser Hinweis bisher noch nicht allzu stark berücksichtigt.

Wichtig in diesem Zusammenhang scheint zu sein, dass Shiitake regelmäßig über einen längeren Zeitraum täglich eingenommen werden sollte. Die übliche Dosis beträgt hier etwa 8-10 Gramm getrocknete Pilze als Zugabe zu Speisen bzw. pulverisiert in Kapseln.

Grippe, Influenza
Beschreibung:
Grippe ist eine ansteckende Infektion mit Influenzaviren. Der Unterschied zum grippalen Infekt (Erkältung) liegt darin, dass die echte Grippe meist einen schwereren Verlauf nimmt.
Symptome:
- Hohes Fieber, Frösteln, Schüttelfrost
- Muskel-, Glieder- und Rückenschmerzen
- Husten, rauher Hals, Heiserkeit, Nasenkatarrh
- Müdigkeit, Kopfschmerzen
- Meist plötzliches und akutes Auftreten der Symptome

Ursachen:
Tritt in unseren Breitengraden meist in den Wintermonaten auf, gelegentlich als Epidemie mit verheerenden Folgen. Nach erfolgter Tröpfcheninfektion und einer Inkubationszeit von einigen Stunden bis wenigen Tagen treten die Symptome auf.

Die Viren werden über die Atemluft oder über persönlichen Kontakt übertragen. Sie dringen zerstörend in die Schleimhäute der oberen Luftwege ein (Hals, Nase, Rachen, Bronchien usw.). Die Grippe mit ihren aggressiven Virustypen A, B und C kann zu schweren Folgeerkrankungen wie einer Mittelohrentzündung, Bronchitis oder einer Lungenentzündung führen, die vor allem für ältere Menschen, chronisch Kranke und Kinder lebensbedrohlich sein kann.

Behandlungsmöglichkeiten:
Liegen Sie bereits mit einer Grippe im Bett, sollten Sie in den ersten Tagen viel warme Getränke zu sich nehmen.

Um die Atemwege freizuhalten können Sie sich Brust und Rücken mit Teebaumöl einreiben.

Ist das Fieber besonders hoch, helfen kalte Wadenwickel.

Das beste Mittel gegen Grippe ist, bereits vorbeugend das Immunsystem in Schwung zu bringen. Dazu sollten Sie sich ausreichend an frischer Luft bewegen und sich von vitaminreicher Kost ernähren.

Als effektive Methode hat sich die vorbeugende Impfung erwiesen, die aber nur eine 70-80%-igen Schutz gewährleisten kann, da die alljährlich aus Ostasien stammende Epidemiewelle, bis sie bei uns anlangt, oft schon ein leicht verändertes Virus mitbringt. Diese Impfung kann aber auch erhebliche Nebenwirkungen haben, daher ist sie eher dem wirklich gefährdetem Personenkreis zu empfehlen.

Bei einem komplikationslosen Verlauf der Grippe ist die Gabe von Antibiotika sinnlos. Empfehlenswert sind Antibiotika nur bei den Risikogruppen und bei Folgeinfektionen durch Bakterien.

Shiitake-Anwendungen:
In China und Japan gibt es viele Anwender, die auf das Hausmittel Shiitake gegen Grippe vertrauen. Tatsächlich zeigen einige wissenschaftliche Untersuchungen, dass bestimmte Inhaltsstoffe des Pilzes einen gewissen Schutz vor Influenza-Infektionen bieten können. Interessant in diesem Zusammenhang mag sein, dass die Sporen des Pilzes virusähnliche Partikel enthalten, die einige Gemeinsamkeiten mit dem Influenza-Virus aufweisen und somit für sich eine Aktivierung des Immunsystems gegen Grippeviren erzeugen können. (Jones, 1995)

Einen hundertprozentigen Schutz gegen eine Grippeinfektion kann auch die vorbeugende Einnahme von Shiitake nicht bieten. Doch scheint die allgemeine Aktivierung des Immunsystems, die Grippe in den allermeisten Fällen komplikationslos verlaufen zu lassen.

Zur Vorbeugung sollten in der Grippezeit täglich vier Pilze verzehrt werden.

Bei einer Infektion sollten Sie eine Pilzbrühe mit 8-10 Pilzen täglich essen oder die entsprechende Menge Extrakt oder Pilzpulver.

Im Tierversuch mit Mäusen konnte gezeigt werden, dass Lentinan, gegeben vor einer Infektion mit einer Virenmenge, die sicher 75% der Tiere getötet hätte, alle Mäuse überleben ließ. (Irinoda et al., 1992)

••

Hautpilze
Beschreibung:
Mykosen der Haut treten nicht selten auf und werden durch typische Haut- oder Hefepilze hervorgerufen, v.a. durch Candida albicans.

Symptome:
- Lichen (Flechten): Sammelbegriff für eine Vielzahl von Hauterkrankungen mit kleinen, flachen, einzelnen oder gruppierten, evtl. schuppenden Knötchen; mit und ohne Juckreiz
- Tinea: ekzemartige Pilzerkrankung der Haut mit runden bis ovalen Herden, die am Rand rötlich und meist mit deutlichem Rand sind. Vor allem an den Innenseiten der Oberschenkel oder bei Frauen die Hautfalte unter der Brust
- Fußpilz: juckende, nässende Bläschen zwischen den Zehen

Ursachen:
Hautpilze gedeihen gut in feuchtwarmer Umgebung. Daher sind vor allem vermehrt schwitzende Personen anfällig dafür. Auch luftundurchlässige Bekleidung und Schuhe begünstigen die Entwicklung von Hautpilzen.

Menschen mit einem geschwächten Immunsystem, Allergiker, die Cortisonpräparate einnehmen, Patienten nach einer Antibiotikabehandlung sind besonders anfällig für Pilzinfektionen. Gefährdet sind die Menschen auch während einer Umstellung des Hormonhaushalts, während der Pubertät, in der Schwangerschaft oder in den Wechseljahren.

Die Übertragung erfolgt von Mensch zu Mensch oder vom Tier auf den Menschen; häufig sind auch Haustiere oder sogenannte Kulturfolger wie Tauben Überträger von Schadpilzen. Pilze können auch von kontaminierten Gegenständen auf den Menschen übertragen werden, da sie in feuchtwarmer Umgebung auch außerhalb des menschlichen Körpers länger lebensfähig sind.

Behandlungsmöglichkeiten:
Lange Einwirkung von Feuchtigkeit wie beim ausgiebigen Baden oder häufigen Schwitzen begünstigen die Ansiedlung von Schadpilzen. Tragen Sie nur atmungsaktive Wäsche und luftdurchlässige Socken und Schuhe, die Sie bei Pilzbefall täglich wechseln. Trocknen Sie nach dem Baden insbesondere die Füße und Zehenzwischenräume sorgfältig ab.

Shiitake-Anwendungen:
Bei der Suche nach Heilmitteln gegen AIDS und seinen Folgeerscheinungen haben japanische Forscher herausgefunden, dass der Shiitake-Myzelextrakt (LEM) eine sehr gute Wirkung gegen Candida-Infektionen aufweist. Da Schadpilze oftmals Menschen befallen, deren Immunsystem zumindest zeitweise geschwächt ist, bietet die stimulierende Wirkung von Shiitake auf das Immunsystem einen gewissen Schutz gegen solche Schwächeparasiten.

Gerade bei Pilzkrankheiten bietet sich eine schmackhafte Kombination von Shiitake mit Zwiebelgewächsen an, denn das im Knoblauch, Schnittlauch, Bärlauch oder Porree enthaltene Allizin wirkt antimykotisch und das im Shiitake enthaltene Lentinan verhindert die Vermehrung der Schadpilze. Reichern Sie daher Ihre Mahlzeiten mit Shiitake und Knoblauch an (oder, in der weniger geruchsintensiven Variante, mit Lauchgemüse).

Hepatitis
Beschreibung:
Hepatitis ist der Fachbegriff für eine Virusinfektion der Leber. Bisher sind fünf Hepatitisviren bekannt, die mit den ersten Buchstaben des Alphabets bezeichnet werden: A bis E. Die Hepatitis B und C können auch chronisch verlaufen.

Symptome:
- typisch aber nicht notwendig ist die Gelbsucht, wie die Hepatitis volkstümlich bezeichnet wird
- grippeähnliche Beschwerden, Erschöpfungsgefühl
- Druckempfindlichkeit unter dem rechten Rippenbogen, wo die Leber sitzt
- Urin und Stuhl verfärben sich

Ursachen:
Teils werden die Viren mit verunreinigter Nahrung oder verseuchten Wasser aufgenommen (Hepatitis A und E), teils muss das Virus direkt in die Blutbahn gelangen (Hepatitis B und C) z.b. durch Geschlechtsverkehr, über kleine Wunden in der Haut oder in den Schleimhäuten, bei Bluttransfusionen oder durch verunreinigtes Spritzbesteck. Von der Infektion bis zum Ausbruch der Leberentzündung können mehrere Wochen vergehen. Hepatitis D spielt in Deutschland keine Rolle.

Die chronischen Formen der Hepatitis können die Leber auf Dauer so strapazieren, dass eine Leberzirrhose entsteht, die weitere schwere Krankheiten nach sich ziehen kann.

Eine Impfung gegen Hepatitis B wird inzwischen allgemein empfohlen.

Behandlungsmöglichkeiten:
In den meisten Fällen heilt eine Hepatitis gut aus. Sie können den Heilungsprozeß aktiv unterstützen, indem Sie Ihren Arzt bitten, Ihnen Mariendistel-Präparate zu verschreiben. Das in den Samen der Mariendistel enthaltene Silymarin hat eine gute leberentgiftende Wirkung, die wissenschaftlich nachgewiesen ist.

Gehen Sie bei Verdacht auf eine Leberentzündung unbedingt zum Arzt und versuchen Sie nicht, die Hepatitis alleine auszukurieren!

Vermeiden Sie Alkohol völlig und verzichten Sie soweit möglich auf die Einnahme von Medikamenten

Shiitake-Anwendungen:
In der asiatischen Volksheilkunde werden Shiitake gerne bei Hepatitisfällen eingesetzt. Zu diesem Zweck sollten täglich 10-15 Gramm des getrockneten Pilzes eingenommen werden.

Als sehr wirksam bei Hepatitis B hat sich eine Behandlung mit dem Myzelextrakt des Shiitake gezeigt. Zu diesem Zweck werden dem Patienten 2-6 Gramm täglich in 2-3 Gaben verabreicht. Sobald sich der Zustand gebessert hat, kann die Dosis auf 0,5-1 Gramm täglich reduziert werden. (Sharon, 1989).

Herpes
Beschreibung:
Eine häufige Viruskrankheit der Haut und Schleimhäute.
Symptome:
- Bläschen v.a. im Gesicht, an Lippen, Nase und Wangen
- Bläschen an Geschlechtsorganen (Genitalherpes)
- Juckreiz an den betroffenen Körperstellen

Ursachen:
Eine Tröpfcheninfektion mit den weit verbreiteten Herpes-simplex-Viren, die oft unerkannt bleibt. Der Virus ist unter den Menschen weit verbreitet und kann sich im menschlichen Körper, vom Immunsystem unerkannt, z.B. in Nervenzellen jahrzehntelang aufhalten, ohne Symptome zu verursachen. Häufig tritt Herpes während Stresssituationen auf.

Besonders gefährlich ist die Infektion von Kindern während der Geburt durch den Genitalherpes der Mutter.

Nahe verwandte Virusarten können Windpocken, Gürtelrose und Pfeiffer´sches Drüsenfieber u.a. Krankheiten verursachen.

Behandlungsmöglichkeiten:
Bei leichten Fällen von Herpes im Gesicht können Sie sich aus der Apotheke gut wirkende Salben besorgen, welche die Vermehrung der Viren verhindern.

Wenn Sie anfällig für Herpes unter Stress sind, sollten Sie sich einige Entspannungstechniken aneignen, die Ihnen helfen, psychische Belastungen leichter zu bewältigen.

Shiitake-Anwendungen:
Die Traditionelle Chinesische Medizin empfiehlt bei Herpes-Infektionen die tägliche Einnahme von acht Pilzen täglich. (Liu & Bau, 1980)

Die moderne Wissenschaft hat eine gute Wirkung von Lentinan gegen Herpesviren festgestellt. Das Problem hierbei ist, dass Lentinan für optimale Ergebnisse injiziert werden sollte.

Ebenso gut oder noch besser wirken die ligninhaltigen Bestandteile des Myzelextrakts (LEM) gegen die Viren Ob die Wirkung auch bei äußerlicher Anwendung auftritt ist noch nicht untersucht.

Immunschwäche
Beschreibung:
Das Immunsystem ist gestört. Der Betroffen ist anfälliger für Krankheiten aller Art.
Symptome:
- Erkältungen und andere Infektionen stellen sich häufiger ein
- Pilzerkrankungen treten auf
- Schlafstörungen, Müdigkeit, Niedergeschlagenheit

Ursachen:
Die Immunschwäche ist eine Mangelfunktion des gesamten Immunsystems, welches im wesentlichen aus Darmschleimhaut, Thymusdrüse, Lymphsystem, Milz und verschiedenen Arten von weißen Blutkörperchen besteht. Die Immunschwäche kann entstehen aus angeborenen Immundefekten oder im Laufe des Lebens erworben werden durch Krankheiten, Operationen oder Stress.

Beim Menschen ist das Immunsystem gegen Krankheitserreger und freie Radikale genauso wichtig wie die Ernährung. Ist die Körperabwehr beeinträchtigt, können sich die allgegenwärtigen Bakterien, Schadpilze und Viren explosionsartig vermehren. Oder entartete Zellen werden nicht mehr zerstört und entwickeln sich zu Tumoren.

Eine besonders extreme Form der Immunschwäche ist AIDS.

Behandlungsmöglichkeiten:
Echinacin-Präparate, die aber nicht jeder verträgt, bringen das Immunsystem schnell auf Trab und sind besonders geeignet, Erkältungskrankheiten im Vorfeld abzufangen.

Vermeiden Sie Stress! Denn gerade psychischen Faktoren kommt bei einer Anfälligkeit für Krankheiten oft eine größere Bedeutung zu, als Sie glauben. Sind Sie erst einmal krank geworden, dann gönnen Sie sich die Ruhe, alles gründlich auszukurieren.

Stärken Sie Ihr Immunsystem, indem Sie sich ausreichend bewegen und gesund ernähren.

Shiitake-Anwendungen:
Gerade Shiitake ist besonders gut geeignet ein überlastetes oder geschwächtes Immunsystem zu regenerieren. Seine vielfältigen Inhaltsstoffe wirken direkt oder indirekt stärkend auf die körpereigene Abwehr. Die Ballaststoffe wirken schon kurz nach der Nahrungsaufnahme im Darm, indem sie helfen Giftstoffe auszuscheiden. Die Beta-Glukane und andere Stoffe wirken vielfältig auf unser Immunsystem. Ist es geschwächt, so wird es gestärkt. Ist es wie bei Allergien und Autoimmunkrankheiten fehlgeleitet, hilft Shiitake die Beschwerden zu lindern.

Zur Vorbeugung von Krankheiten und zur Stärkung des Immunsystems können Sie täglich drei bis vier Pilze zu sich nehmen. Fühlen Sie sich bereits angegriffen oder geschwächt, sollten Sie Ihre tägliche Ration auf acht bis zehn Pilze erhöhen.

●●

Krebsvorbeugung
Beschreibung:
Nach den Herz-Kreislauf-Erkrankungen ist Krebs in unserer Gesellschaft die häufigste Todesursache (1997 in Deutschland 300.000 Erkrankungen und 210.000 Todesfälle). Doch eine Krebsdiagnose ist heutzutage noch lange kein Todesurteil. Denn bei frühzeitiger Erkennung und Behandlung ist nahezu jede Krebsart heilbar. Die Wahrscheinlichkeit an Krebs zu erkranken nimmt mit dem Alter zu, da die körpereigenen Reparatur- und Schutzsysteme nicht mehr so gut funktionieren wie in jüngeren Lebensjahren. So betrifft mehr als die Hälfte der Krebserkrankungen die über 65-jährigen.

Als Krebs oder bösartigen Tumor bezeichnet man eine Gewebegeschwulst, die Metastasen bildet. Das sind Tochtergeschwülste, die andere Körperorgane befallen können. Gutartige Tumoren sind auch wachsende Geschwulste, die aber lokal abgegrenzt bleiben und nur in seltenen Fällen gefährlich werden, z.B. im Gehirn.

Symptome für Krebs:
- unerklärlicher Leistungsabfall und Gewichtsverlust
- tastbare Knötchen z.B. Brust, Hals, Leisten
- Muttermale oder Leberflecken, die ihr Aussehen verändern oder bluten
- grundlose Blutungen aus Körperöffnungen

Ursachen:
Ähnlich wie bei den Herz-Kreislauf-Krankheiten gibt es in den wenigsten Fällen eine eindeutige Ursache. Vielmehr spielen bei der Entstehung von Krebs eine ganze Reihe von Risikofaktoren zusammen, die Krebs auslösen können aber nicht müssen.

Zu diesen Risikofaktoren gehören eine ererbte Veranlagung, Krankheiten, Umwelteinflüsse, der persönliche Lebensstil und die Ernährung.

Die Deutsche Forschungsgemeinschaft listet eine ganze Anzahl von chemischen Verbindungen und anderer Stoffe auf, die Krebs verursachen können. Darunter sind z.B. Asbest und sogar Holzstäube und die bekannten Substanzen aus dem Zigarrettenrauch wie Nitrosamine, Teer, Benzpyrene.

Neben dem Nikotinmißbrauch erhöht auch ein bequemer, bewegungsarmer Lebensstil das Risiko an Krebs zu erkranken. Die Ernährung der meisten Menschen ist leider fett-, alkohol- und kalorienreich, statt reich an Ballaststoffen aus Getreide, Gemüse und Obst, so dass damit das Risiko an Krebs zu erkranken ebenfalls erhöht wird.

Shiitake-Anwendungen:
Shiitake kann dem Organismus in mehrfacher Weise helfen, sich vor Krebs zu schützen. Die Ballaststoffe des Pilzes dienen zum einen der schnelleren Darmpassage, zum anderen können sie durch ihre Quellfähigkeit schädliche Substanzen aufnehmen. So werden gefährliche Stoffe relativ rasch ausgeschieden.

Die Inhaltsstoffe des Pilzes, die vom Körper aufgenommen werden, erhöhen die Aktivität des Immunsystems, welches nun besser gegen entartete Zellen vorgehen kann. Ein weiterer Inhaltsstoff des Pilzes das Thioprolin baut Nitrit ab, welches ein starker kanzerogener Stoff ist und vor allem durch Wurstwaren, Geräuchertes und durch nitrathaltiges Gemüse in den Körper gelangt und sich dort in Nitrit umwandelt.

In der Chemotherapie gegen Krebs kann das immunstärkende Lentinan zusammen mit den anderen Medikamenten gegeben werden, um deren Wirkung zu verbessern und die oft beträchtlichen Nebenwirkungen geringer zu halten.

Speziell bei der Leberkrebsbehandlung kann auch ein Auszug aus dem Myzelextrakt (LEM) zusätzlich zur normalen Therapie verabreicht werden. Dieser Auszug (LAP) soll auch bei Infektionen mit Hepatitis-B-Viren besonders wirksam sein.

●●●●●●●●●●●●●●●●●●●●●●●●●●●●●●●●●●●●●●

Leberleiden
Beschreibung:
Durch Alkoholmißbrauch, Diabetes, Chemikalien, Medikamente und Fehlernährung wird die Leber stark belastet. Dies führt zunächst zu einer Verfettung der Leber. Wird die Lebensweise nicht umgestellt bzw. die anderen Ursachen hierfür nicht ausgeschaltet, so kann die Fettleber in eine Leberzirrhose übergehen.

Symptome:
- zeitweise Schmerzen im rechten Oberbauch, Druckempfindlichkeit
- fühlbar vergrößerte Leber

Ursachen:
In den allermeisten Fällen wird eine Fettleber durch übermäßigen Alkoholkonsum verursacht. Da die Leber in diesem Stadium noch sehr regenerationsfähig ist, erholt sich die Leber durch eine sofortige Alkoholabstinenz sehr rasch.

Shiitake-Anwendungen:
Durch die positiven Wirkungen auf den Fettstoffwechsel ist der Shiitake ein

Labsal für die gestresste Leber. Schon die Chinesen des Altertums schätzten seine Wirkung bei verschiedenen Leberleiden. (Jones, 1995)

Die Polysaccharide des Pilzes fördert die Bildung von Antikörpern gegen Hepatitisviren, die eine vorgeschädigte Leber schnell zerstören könnten. Besonders heilsam für die Leber hat sich der Shiitake-Myzelextrakt (LEM) herausgestellt. Er schützt besonders gut vor Hepatitisviren und vor Leberkrebs. (Amagase, 1987)

Die Traditionelle Chinesische Medizin empfiehlt daher acht Pilze täglich einzunehmen. (Liu & Bau, 1980)

●●●●●●●●●●●●●●●●●●●●●●●●●●●●●●●●●●●●●●

Magengeschwür
Beschreibung:
Schmerzen oder Befindlichkeitsstörungen im linken Oberbauch deuten auf eine Schleimhautreizung (Gastritis) oder ein Geschwür des Magens hin. Es sollte bei immer wiederkehrenden Schmerzen unbedingt ein Arzt aufgesucht werden, da die Magengeschwüre aufbrechen können. Bei Erbrechen von schwarzem Mageninhalt ist der Notarzt zu verständigen.

Symptome:
- Schmerzen in der Magengegend
- evtl. Übelkeit, Erbrechen
- vom Blut schwarz verfärbter Stuhl

Ursachen:
Als Folge von ständigen Reizungen der Schleimhäute des Magens, aber auch nach Vergiftungen oder aus psychischen Gründen können Magengeschwüre entstehen.

Häufig wirken Stress, Sorgen und Probleme im privaten oder beruflichen Bereich als Auslöser für Magenschmerzen, Appetitlosigkeit oder Bauchweh. Aber auch übermäßiger Genuß von Genußgiften wie Alkohol und Nikotin können diese Beschwerden hervorrufen, die schließlich zu einem Magengeschwür führen können.

Erst in jüngerer Zeit wurde im Zusammenhang mit der Entstehung von Magengeschwüren die Bedeutung des Bakteriums Helicobacter pylori entdeckt, welches im extrem sauren Milieu des Magens leben und die Schleimhäute angreifen kann. Das Bakterium läßt sich mit Antibiotika gut bekämpfen.

Behandlungsmöglichkeiten:
Auch ein anderer Pilz wirkt besonders gut bei Problemen mit dem Magen: Preßsaft aus dem Igelstachelbart - *Hericium erinaceus* - zeigt sehr gute Heilerfolge. (Zhang, 1989)

Shiitake-Anwendungen:
Schon seit dem Altertum wurde der Shiitake bei Magenbeschwerden eingesetzt. Auch nach jüngeren Berichten aus Japan, verwenden viele Menschen den Shiitake bei Magengeschwüren.
Empfehlenswert bei Magenproblemen ist die Einnahme von ca. zehn Gramm pulverisiertem Shiitake über den Tag verteilt als Zugabe in einer leichten Gemüsebrühe oder in Kapselform.
Ebenso wird der Myzelextrakt (LEM) in Japan erfolgreich bei Magengeschwüren eingesetzt. (Lelley, 1997)

• •

Migräne
Beschreibung:
Eine bestimmte Art von (meist einseitigen) Kopfschmerzen. Migräne wird oft als Frauenkrankheit bezeichnet. Tatsächlich ist etwa ein Drittel der Betroffenen männlichen Geschlechts.
Symptome:
- hämmernde, wiederkehrende Schmerzen, meistens an einer Kopfseite im Augen- und Stirnbereich, die oft mehrere Stunden oder auch Tage anhalten
- Begleitsymptome: Sehstörungen (vor dem Anfall), Reizbarkeit, Benommenheit, Schwindel, Schweißausbrüche
- Überempfindlichkeit gegen Helligkeit und Geräusche
- Häufiges Auftreten bei Frauen in der Zeit der Monatsregel
- in manchen Fällen auch Lähmungserscheinungen und Sprachstörungen

Ursachen:
Die Anlage zur Migräne ist meist vererbt. Migräneanfälle treten vergleichsweise häufig in Konflikt- und Stresssituationen auf. Auch Hormonschwankungen oder Nahrungsmittel können Migräne auslösen. Bei Migräne sind oft Gefäße stark verengt, man spricht von einem „Gefäßkrampf".
Behandlungsmöglichkeiten:
Bei Migräne und auch bei anderen Arten von Kopfschmerzen hat sich eine kühlende Augenmaske bewährt, Sie ist unter dem Namen „Eismaske" in Drogerien oder Apotheken erhältlich.
Ansteigende Arm- und Fußbäder haben schon manche Migräneattacke gelindert.
Um zu Ihrem Schlaf zu finden, können Sie einige Tropfen Teebaumöl auf Brust und Kopfkissen verreiben.
Meiden Sie tyraminhaltige Lebensmittel (Tyramin entsteht aus der Aminosäure Tyrosin) wie Schokolade, Käse oder Rotwein. Auch nitrathaltige Nah-

rungsmittel wie Wurst, Geräuchertes oder überdüngtes Gemüse kann Migräne auslösen.
 Zu Beginn eines Migräneanfalls kann eine Tasse Kaffe die Stärke der Attacke lindern.
 Da Migräne auch durch psychische Faktoren wie Stress ausgelöst werden kann, sollten Sie Entspannungstechniken wie das Autogene Training lernen.
Shiitake-Anwendungen:
Das aus dem Shiitake entwickelte „Mykofarina" soll bei täglicher Einnahme von täglich fünf Gramm lang anhaltende Migräneanfälle zum Abklingen bringen. (Lelley, 1997).
 Wie bei Kopfschmerzen, die ihre Ursache im Stress, Überanstrengung oder bei Blutdruckstörungen haben, können Sie auch bei Migräneattacken, je nach Stärke der Beschwerden, täglich 4-8 Gramm Shiitake zu sich nehmen. (Liu & Bau, 1980)

• •

Müdigkeit, Chronische (CFS)
Beschreibung:
Chronisches Müdigkeitssyndrom (engl. *chronic fatigue syndrom, CFS*) ist gekennzeichnet durch Erschöpfung, Antriebsschwäche (normal nach schwerer körperlicher oder geistiger Anstrengung!), Krankheiten bzw. Schlafmangel.
Symptome:
- Schlafbedürfnis, Mattigkeit, Schwunglosigkeit
- Häufig niederer Blutdruck und Wetterfühligkeit
- Nervenschwäche mit Neigung zu Resignation oder Übererregtheit
- Lern- und Konzentrationsschwäche
- Potenzstörungen

Ursache:
Oft sind die Ursachen nicht klar. Jedoch führt in vielen Fällen eine andauernde Überbelastung durch Beruf, Familie, Freizeitaktivitäten zum Gefühl des ständigen Erschöpfungszustandes.
Behandlungsmöglichkeiten:
Vermeiden Sie Stress! Nehmen Sie sich beruflich etwas zurück! Versuchen Sie nicht alles perfekt machen zu müssen! Schaffen Sie die Umstellung nicht alleine, suchen Sie professionelle Hilfe bei einem Psychotherapeuten.
 Bewegen Sie sich ausreichend, machen Sie Wechselduschen, um den Kreislauf anzuregen. Schlafen Sie ausreichend (nicht zu viel und nicht zu wenig). Ernähren Sie sich bewusst: viel Obst und Gemüse. Verzichten Sie auf Genußmittel wie Nikotin, Alkohol, Kaffee, Süßigkeiten.

Shiitake-Anwendungen:
Japanische Wissenschaftler haben festgestellt, dass bei der Chronischen Müdigkeit die Zahl bestimmter Killerzellen des Immunsystems herabgesetzt ist. Lentinan wurde von Ihnen mit Erfolg gegen das in Japan LNK-Syndrom genannte Müdigkeitssysndrom eingesetzt. Dabei behebt Lentinan die Symptome von Fieberanfällen und Dauermüdigkeit. (nach Aoki et al., 1987)

Lentinan wirkt als Verjüngungsmittel bei älteren Personen (ganz unabhängig von ihrem Gesundheitszustand) oder auch als Vorbeugungsmittel bei jüngeren Menschen, die so vor Überarbeitung und Erschöpfungszuständen geschützt werden können. (Aoki, 1984b)

Eine Menge von 1 mg sollte zweimal pro Woche eingenommen werden.

•••••••••••••••••••••••••••••••••••••

Osteoporose (Knochenschwund)
Beschreibung:
Mit zunehmendem Alter verringert sich die Dichte der Knochen.
Symptome:
- Rückenschmerzen
- erhöhte Anfälligkeit, Knochenbrüche zu erleiden

Ursachen:
Ab der Lebensmitte kommt es bei allen Menschen zu einem langsamen Abbau der Knochensubstanz. Wird der Abbau durch Risikofaktoren beschleunigt, werden die Betroffenen gebrechlich. Zu den Risikofaktoren zählt das Rauchen, Krankheiten mit langer Bettlägerigkeit, Bewegungsmangel und die Verringerung der Geschlechtshormone bei Frauen nach den Wechseljahren.
Behandlungsmöglichkeiten:
Den besten Schutz vor der Osteoporose bietet ausreichend Bewegung an der frischen Luft und eine gesunde, kalziumreiche Ernährung mit Milchprodukten, Obst und Gemüse.

Regelmäßiges körperliches Training beugt der Osteoporose vor. Sind Sie bereits vom Knochenschwund betroffen, versuchen Sie sich möglichst viel zu bewegen: treiben Sie Gymnastik, gehen Sie Schwimmen etc. Damit kräftigen Sie die Muskulatur und Ihre Knochen.

Für den Knochenaufbau sollten Sie reichlich Kalzium (in Milch und Milchprodukten) und Vitamin D bzw. dessen Vorstufen zu sich führen (in Fisch, Lebertran, Kalbfleisch, Milch, Pilzen und Eiern).
Shiitake-Anwendungen:
Da Vitamin D ein integraler Bestandteil des Stoffwechsels der Knochen ist, sollten Sie bei diagnostiziertem Verdacht auf Knochenschwund öfter Mahlzei-

ten mit Shiitake einnehmen. Besonders viel Vitamin können Sie sich zuführen, wenn Sie 100 Gramm Frischpilze vor dem Verzehr an der Sonne trocken. Eine solche Portion deckt in der Regel den Vitaminbedarf bereits um beinahe das Doppelte.

Übertreiben Sie es aber nicht mit der Vitamin D Versorgung. Denn als fettlösliches Vitamin ist es im Übermaß schädlich und kann die Leber angreifen.

● ●

Rachitis
Beschreibung:
Eine Knochenerweichung von Säuglingen, die meist zwischen dem zweiten und sechsten Lebensmonat auftritt. Tritt sehr selten beim Erwachsenen auf und geht mit einer Knochenerweichung einher
Symptome:
- das Kind ist unruhig und schwitzt stark am Kopf
- es verhält sich apathisch und beginnt spät mit dem Krabbeln und Laufen
- die Bauchdecke ist schlaff
- die Zähne entwickeln sich verzögert

Ursachen:
Die Rachitis ist eine Kalzium- und Phosphor-Stoffwechselkrankheit. Die beiden Stoffe werden nur unzureichend in die Knochen eingelagert, so dass diese nicht ausreichend verhärten. Die Rachitis ist eine typische Vitamin-D-Mangelkrankheit, die vor allem in Wintermonaten in hohen Breiten auftreten kann, da dann nicht genügend Vitamin D aus Vorstufen mit Hilfe von Sonnenlicht in der Haut gebildet werden kann.
Behandlungsmöglichkeiten:
Die beste Vorbeugung gegen einen Vitamin-D-Mangel ist gerade in den dunklen Wintermonaten ein häufiger Aufenthalt mit dem Kind an der Sonne.

In der Regel geben die meisten Mütter ihren Kindern prophylaktisch Vitamin-D-Präparate, die ihnen vom Kinderarzt empfohlen werden.

Wer seinem Kind keine künstlichen Präparate geben will, sollte sich und sein Kind bevorzugt von Nahrungsmitteln ernähren, die viel von den Vorstufen des Vitamin D enthalten: Fisch, Lebertran, Kalbfleisch, Milch, Pilze und Eier.
Shiitake-Anwendungen:
Schwangere und stillende Frauen können durch den regelmäßigen Verzehr von Shiitake die Vorstufen des Vitamin D aufnehmen und über die Plazenta bzw. die Muttermilch an das Baby weitergeben.

Wer ganz besonders viel Vitamin D braucht, sollte frische Shiitake in der Sonne trocken, bzw. die Pilze mit dem Einweichwasser an einen sonnigen Platz

stellen. Eine Portion von 10g an der Sonne getrocknetem Shiitake (10 kleine oder 5 große Pilze), deckt in der Regel den Vitaminbedarf bereits um beinahe das Doppelte.
Doch Vorsicht! Überdosierungen von Vitamin D sind ungesund!

••••••••••••••••••••••••••••••••••••••

Rheumatismus
Beschreibung:
En ganzer Komplex von schmerzhaften Erkrankungen von Muskeln, Gelenken, Sehnen, Schleimbeutelnerven oder Bindegewebe. Insgesamt fallen unter den Oberbegriff Rheuma etwa hundert Krankheiten. Rheuma hat so viele Erscheinungsformen, dass eine Bewertung als eigenständige Krankheit eigentlich gar nicht möglich ist. Man unterscheidet zwischen entzündlich-rheumatischen Erkrankungen (verursacht vorwiegend durch Infektionen) degenerativen Erkrankungen (hauptsächlich verursacht durch Abnutzung) und dem Weichteilrheumatismus von Muskeln, Sehnen, Schleimbeuteln, Fettgewebe oder Nerven.
Symptome:
- Schmerzen an allen Körperstellen, bevorzugt in Gelenken und Weichteilen
- je nach Art der rheumatischen Erkrankung tritt der Schmerz ziehend oder auch reißend auf, insbesondere nach Kälteeinwirkung (Durchnässung, Zugluft, Auskühlung)
- zunehmende Unbeweglichkeit der Gelenke

Ursachen:
Das typische Rheuma ist eine Autoimmunerkrankung deren Ursache noch ziemlich im unklaren liegt. Die Folgen sind jedenfalls bekannt: Die Gelenkinnenhaut ist chronisch entzündet und dadurch wird im Lauf der Zeit das Gelenk zerstört. Daneben kann die Entzündungsreaktion auch noch auf andere Organe wie Nieren, Lungen oder sogar Augen übergreifen.

Damit aus einem akuten Rheumaschub nicht eine chronische Krankheit wird, sollte man bei jedem Anzeichen von körperlichen Veränderungen, vor allem bei Warnsignalen wie Verfärbungen, Schwellungen und Schmerzen, unverzüglich einen Arzt konsultieren, damit der Grund hierfür möglichst schnell diagnostiziert wird und eine geeignete Therapie einsetzen kann. Denn aus einem leichten Ziehen kann bereits binnen weniger Tage ein bis in die letzte Faser des Körpers durchdringender Schmerz werden, wenn nichts dagegen unternommen wird.

In der Bundesrepublik leiden derzeit rund 3 Millionen Menschen an schweren rheumatischen Erkrankungen, weitere rund 7 Millionen werden von leichteren Formen heimgesucht. So sind etwa 10 Millionen Menschen in unserem Land von rheumatischen Beschwerden betroffen, von denen viele gar nicht wissen,

dass die Gründe ihrer kleineren und größeren Beschwerden in diesem Bereich zu suchen sind.
Behandlungsmöglichkeiten:
In vielen Fällen von rheumatischen Erkrankungen lindert eine Umstellung der Ernährung auf Vollwertkost und vor allem der Verzicht auf Schweinefleisch die schmerzhaften Symptome.

Ein angemessenes Training hilft Ihnen, die Gelenke geschmeidig zu halten und die Muskeln zu kräftigen. Auch wenn man sich während eines entzündlichen Schubes schonen sollte, ist ein regelmäßiges Training des Körpers eine wichtige Maßnahme, um seine Bewegungsfähigkeit zu erhalten.

Vermeiden Sie eine Vergiftung Ihres Körpers durch Alkohol und Nikotin. Denn diese Genußmittel tragen dazu bei, Ihr Immunsystem zu stören.
Shiitake-Anwendungen:
Vor allem der Shiitake-Myzelextrakt (LEM) scheint eine gute Wirkung bei Autoimmunerkrankungen zu haben. Sollte Ihr Rheuma daher als solche diagnostiziert worden sein, sollten Sie LEM während eines Rheumaschubes testen. Eine tägliche Dosis von einem Gramm täglich können Sie bedenkenlos über einen längeren Zeitraum hinweg einnehmen.

In jedem Fall ist es ungefährlich und gesundheitsfördernd, wenn Sie als Rheumatiker öfter Shiitake-Präparate oder Mahlzeiten mit dem Pilz zu sich nehmen.

••••••••••••••••••••••••••••••••••••

Schnupfen
Beschreibung:
Meist als Folge von Erkältungen, vor allem bei naßkaltem Wetter, macht sich eine Reizung der Nase bemerkbar, welche zum Niesen anregt. In den meisten Fällen wird die Nasenatmung stark beeinträchtigt. Die Symptome halten meist sieben bis zehn Tage an.
Symptome:
- Niesreiz
- geschwollene Nasenschleimhäute
- wäßriger oder zäher Schleimfluß
- Kopfschmerzen, Fieber

Ursachen:
Erkältungsviren setzen sich in der Nase fest und verursachen die Schwellung der Nasenschleimhäute. In diesem Zustand ist eine Gabe von Antibiotika noch völlig sinnlos. Erst wenn sich auf der geschädigten Nasenschleimhaut Bakterien breitmachen und sich die Entzündung in die Nasennebenhöhlen ausbreitet, kann in schweren Fällen auf Antibiotika zurückgegriffen werden.

Behandlungsmöglichkeiten:
Altbekannte Hausmittel bei Schnupfen sind die Dampfinhalationen von Kamillenblüten oder Thymiankraut. Sollte die Nase sehr verstopft sein, ist es zunächst sinnvoll, diese mittels eines Sprays oder mit einer Spülung freizumachen.
   Wichtig bei Schnupfen ist eine hohe Flüssigkeitszufuhr, um die Schleimlösung zu unterstützen. Trinken Sie daher in größeren Mengen warme Kräutertees wie Fenchel-, Pfefferminz- oder Kamillentee.
   Wenn kalte Füße reflektorisch die Nasenschleimhäute zuschwellen lassen, so können Sie den gegenteiligen Effekt mit einem aufsteigendem Fußbad erreichen: Baden Sie Ihre Füße zunächst in lauwarmen Wasser. Dann füllen Sie nach und nach heißes Wasser ein, bis sich ein angenehmes Wärmegefühl einstellt. Packen Sie sich anschließend gut ein und entspannen Sie sich im Bett.

Shiitake-Anwendungen:
Die gute Wirksamkeit von Shiitake und seinen Extrakten gegen Erkältungs- und Schnupfenviren in China schon lange bekannt. Regelmäßig und vorbeugend eingenommen hilft der Shiitake, dass der Schnupfen nicht so schlimm wird und dass das Risiko einer Nebenhöhlenentzündung gering bleibt.
   In der Traditionellen Chinesischen Medizin werden 6-8 Gramm Shiitake täglich als Extrakt oder Tee empfohlen. (Liu & Bau, 1980)
   Angenehmer für unseren westlichen Gaumen und genauso hilfreich ist eine Gemüsebrühe mit vier bis sechs zerkleinerten Pilzen, die auch bei Appetitlosigkeit und Schwäche gerne gegessen wird, da sie den Körper angenehm wärmt und Flüssigkeit zuführt.

• •

Schwangerschaft und Stillzeit
Beschreibung:
Gerade in der Schwangerschaft und in der Stillzeit ist es wichtig, dass Frauen auf eine gesunde, abwechslungsreiche und den besonderen Umständen entsprechende Ernährung achten.
   Während in der Schwangerschaft, die werdenden Mütter noch nahezu alles essen können, worauf sie Lust haben, können manche Nahrungsmittel während der Stillzeit zu Blähungen beim Baby führen.
   Wichtig in dieser Zeit ist eine ausreichende Versorgung mit Jod (in Seefisch und jodiertem Speisesalz enthalten), anderen Mineralstoffen, Vitaminen und Eiweiß. Daher sollten auf dem täglichen Speiseplan neben Vollkornprodukten viel frisches Obst und Gemüse sowie Milch und Milchprodukte stehen.
   Vermeiden sollten Sie in dieser Zeit Innereien und Wildpilze die überdurch-

schnittlich stark mit Umweltgiften belastet sind. Meist von allein schon unangenehm empfunden werden fette, schwere Speisen. Schädlich und daher nicht zu empfehlen sind Alkohol, Nikotin und auch übermäßiger Kaffeegenuss.
Behandlungsmöglichkeiten:
Während der Schwangerschaft sollten Sie Ihr Essen in vielen kleinen Portionen über den Tag verteilt zu sich nehmen. Das verringert Übelkeitsgefühl und Sodbrennen. Auch bleibt der Blutzuckerspiegel dann konstanter und Sie umgehen Schwächeanfälle.
Vermeiden Sie in der Stillzeit blähende Speisen. Denn wenn Ihr Baby empfindlich auf Kohl, Zwiebeln oder Hülsenfrüchte reagiert, ist es mit der oft schon spärlichen Nachtruhe schnell vorbei. Auch saure Säfte oder Früchte sollten Sie nur vorsichtig in Ihrer Ernährung einsetzen, denn oft genug entsteht ein wunder Po beim Baby durch ein Zuviel an Orangensaft oder Tomaten (Äpfel, Apfelsaft oder Essig schadet in der Regel nicht).
Shiitake-Anwendungen:
Shiitake ist ein sehr gesundes Lebensmittel, welches Schwangeren und Stillenden sehr zu empfehlen ist. Durch seinen hohen Ballaststoffgehalt schützt der Pilz vor Sodbrennen und fördert auf angenehme Art die Verdauung. Darüber hinaus schützt der Shiitake Mütter und werdende Mütter durch seine stärkende Wirkung vor allerlei Krankheiten und Schwächezuständen.
Sein Gehalt an wichtigen Vitaminen und Mineralstoffen machen den Pilz zu einer wichtigen Ergänzung der vollwertigen Ernährung von Mutter und Kind.
Eine Schadstoffbelastung von Shiitake ist sehr unwahrscheinlich, da er auf Holz- oder Strohsubstraten kultiviert wird, die in der Regel selbst sehr gering mit Umweltgiften belastet sind. Unverträglichkeitsreaktionen sind nahezu unbekannt.

• •
Sexualstörungen
Beschreibung:
Reichen von Desinteresse und Lustlosigkeit bis zur Unfähigkeit den Sexualakt zu vollziehen. Die Ursachen können sowohl organischer als auch psychischer Natur sein. Die Mehrzahl der sexuellen Probleme liegt auf seelischem Gebiet und kann oft nur über eine Psychotherapie verbessert werden.
Organische Ursachen können sein, z.B. Mangelernährung, Alkohol- und Nikotinmißbrauch sowie Durchblutungsstörungen bei Bluthochdruck, Arteriosklerose oder Diabetes.
Behandlungsmöglichkeiten:
Buchweizen der ebenfalls antithrombotische Wirkung aufweist, kann bei Impo-

tenz, die auf Durchblutungsstörung beruht, die gleiche Wirkung erzielen wie der Shiitake. Das durchblutungsfördernde Prinzip ist hier das Rutin ein Bioflavonoid, welches auch Alterungsprozesse verlangsamt.
Ein altes Hausmittel bei müden Liebhabern ist der Hafer. Sein Gehalt an essentiellen Fettsäuren, Vitaminen und Mineralstoffen soll den Hormonhaushalt wieder kräftig in Schwung bringen.
Das Spurenelement Zink fördert die Libido. Sein Gehalt ist meistens erniedrigt bei Menschen, die an Diabetes leiden oder deren Leber (Alkohol grundsätzlich meiden!) geschädigt ist. Zinkmangel kann zu Unfruchtbarkeit und Impotenz führen, da dann erheblich weniger Testosteron gebildet wird. Besonders reich an Zink sind Käse, Innereien, Vollkornprodukte und vor allem Austern.
Shiitake-Anwendungen:
Eine relativ unübliche Anwendung für den Shiitake ist die Behebung von organisch bedingter Impotenz. So können täglich acht Pilze über einige Wochen hinweg bei sexuellen Problemen die Potenz wiederherstellen. (nach Liu & Bau, 1980).
Der Wirkungsmechanismus beruht darauf, dass die feinen Arterien im Penis durch die antithrombotischen Eigenschaften wieder „gängiger" für die Blutzirkulation gemacht werden. (Jones, 1995).

•••••••••••••••••••••••••••••••••

Verstopfung
Beschreibung:
Der Darm entleert sich nicht, wie erwünscht, mindestens einmal täglich sondern viel seltener.
Symptome:
• höchsten dreimal (oder noch seltener) Stuhlgang in der Woche
• harter Stuhl
Ursachen:
Gelegentlich kommt es auf Reisen zu einer Verstopfung, die ihren Ursprung in der geänderten Umgebung und der anderen Essgewohnheiten hat. Meistens entsteht eine Verstopfung durch Verhalten des Stuhls, Bewegungsmangel und einseitiger Ernährung oder durch zu geringe Flüssigkeitsaufnahme.
Eine weitere Ursache für eine Verstopfung kann der übermäßige Gebrauch von Abführmitteln sein! Dadurch gewöhnt sich der Darm an die Anregung von „außen", so dass er selbst immer träger wird.
Behandlungsmöglichkeiten:
Es gibt viele bewährte Hausmittel, die bei Verstopfung gute Wirkung zeigen:

- Mindestens 100 Gramm rohes Sauerkraut oder ein Glas Sauerkrautsaft wirken meistens bei hartnäckiger Verstopfung.
- Weichen Sie über Nacht eine Handvoll Backpflaumen in Wasser ein. Am Morgen essen Sie die Pflaumen auf und trinken das Einweichwasser.
- Tagsüber sollten Sie reichlich Apfelsaft, Buttermilch oder Kefir trinken.
- Trinken Sie morgens vor dem Frühstück ein Glas lauwarmes Wasser oder einen schwarzen Kaffee. Meist stellt sich prompt das Entleerungsbedürfnis ein.
- Verzichten Sie auf Nahrungsmittel mit stopfender Wirkung wie z.B. Bananen. Essen Sie statt dessen viel Vollkornprodukte, Gemüse und saures Obst.
- Nehmen Sie täglich mindestens zwei Liter Flüssigkeit zu sich.
- Bewegen Sie sich ausreichend: Gehen oder Laufen Sie an der frischen Luft, treiben Sie Gymnastik oder fahren Sie Fahrrad.

Shiitake-Anwendungen:
Pilze wie der Shiitake sind besonders reich an Ballaststoffen. Diese binden im Darm nicht nur schädliche Stoffe sondern quellen im Darm auch noch kräftig auf. Dies regt die Peristaltik auf natürlichste Weise an. Der Darminhalt mitsamt seinen Abbauprodukten wird schnell an dessen Ende weiter transportiert. Durch die rasche Passage wird dem Stuhl nicht allzuviel Wasser entzogen, so dass er nicht - wie es bei einer Verstopfung häufig geschieht - unangenehm hart werden kann.

Bei Neigung zur Verstopfung können Sie täglich sechs bis acht Gramm pulverisierten Shiitake einnehmen oder mit der entsprechenden Menge an Pilzen Ihr Essen verfeinern.

Literaturverzeichnis

Bücher über Shiitake

Chang, S.-T. & P.G. Miles: Edible Mushrooms and their Cultivation. CRC Press, Boca Raton, Florida, 1989

Hobbs, Christopher: Medicinal Mushrooms. Botanica Press, Santa Cruz, 1995.

Jones, Kenneth: Shiitake The Healing Mushroom. Healing Arts Press, Rochester, Vermont, 1995.

Kisaku Mori: Mushrooms as Health Food. Japan Publications Inc., 1974

Lelley, Prof. Dr. Jan: Die Heilkraft der Pilze: Gesund durch Mykotherapie. Düsseldorf, München, ECON, 1997.

Pütz, Jean & Monika Kirschner: Grüner Tee, Shiitake, Ingwer, Algen, Ginseng. Lebenselexiere aus Fernost. vgs verlagsgesellschaft, Köln, 1998.

Pütz, Jean & Prof. Jan Lelley: Lebenselixier Pilze: vitalisierend, gesund, heilend, potenzsteigern. vgs, Köln, 2001.

Ying, J. et al.: Icons of Medicinal Fungi from China. Science Press, Beijing, 1987.

Kochen, Ernährung, Gesundheit

Elmadfa, I., Aign, W., Fritsche, D.: GU Kompaß Nährwerte. München, Gräfe und Unzer, 1996.

Gascoigne, Stephen: Gesund durch chinesische Medizin. München, Droemer, 1997.

Richter, J.: Shii-take-Kochbuch. Holzminden, Richter-Verlag, 1995.

Snyder, Jennifer: The Shiitake Way. Vegetarian Cooking with Shiitake Mushrooms. The Book Publishing Company, Summertown, 1993.

Zitierte Veröffentlichungen

Ahn, J.S. et al.: Studies on the volatile components of edible mushrooms(Lentinus edodes) of Korea. Han´guk Yongyang Siklyong Hakhoechi, 16, 328-332, 1987.

Amagase, H.: Treatment of hepatitis B patients with Lentinus edodes mycelium. Proceedings of the XII International Congress of Gastroenterology. P. 197 , Lissabon, 1987.

Aoki, T.: Antibodies to HTLV I and HTLV III in sera from two Japanese patients, one with possible pre-AIDS. The Lancet, 20, 936-937, 1984a.

Aoki, T.: «Lentinan». Immune Modulation Agents and Their Mechanisms. R.L. Fenichel and M.A. Chirgis (eds.), Immunology Studies 25, 62-77, 1984b.

Aoki, T. et al.: Low natural killer syndrome: Clinical and immunologic features. Nat. Immun. Cell Growth Regul., 6, 116-128, 1987.

Arinaga, S. et al.: Enhanced production of interleukin 1 and tumor necrosis factor by peripheral monocytes after lentinan administration in patients w. gastric carcinoma. Int. J. Immunopharmacol., 14, 43-47, 1992.

Arinaga, S. et al.: Enhanced induction of lymphokine-activated killer activity after lentinan administration in patients with gastric carcinoma. Int. J. Immunopharmacol., 14, 535-539, 1992.

Breene, W.: Nutritional and medicinal Value of Specialty Mushrooms. J. Food Protection, 53(10), 883-894, 1990.

Borchers, A.T. et al.: Mushrooms, tumors, and immunity. Proc. Soc. Exp. Biol. Med. 221(4): 281-293, 1999

Cao, X. et al.: immunostimulation by polysaccharide of Lentinus edodes in mice.. From CA 110:205270z Zhongguo Zhongyao Zazhi, 14, 110-111, 101, 1989.

Chang, S.T.: Mushrooms as Human Food. Bioscience, 30, 399-401, 1980.

Chihara, G. et al.: Inhibition of mouse sarcoma 180 by polysaccharides from Lentinus edodes (Berk.) Singer. Nature, 222, 637-688, 1969.

Chihara, Goro: The antitumor polysaccharide Lentinan: an overview. In Manipulation of Host Defence Mechanisms. T. Aoki et al. (eds.) , Amsterdam, Excerpta Medica (International Congress Series 576, 1981.

Chihara, Goro: Medical Aspects of Lentinan Isolated from Lentinus edodes (Berk.) Sing.. Chang, S.-T., Buswell, A., Chiu, S.-W. (Eds): Mushroom Biology & Mushroom Products. 261-266, Hongkong, Chinese University Press, 1993.

Cozens, D.D. et al.: The effect of lentinan on fertility and general reproductive performance of the rat. Toxicol. Lett., 9, 55-64, 1981.

Deutsch, Nancy: Look beyond blood sugar when treating diabetes. The Medical Post, (2. Nov. 1993), 50, 1993.

Fackelmann, K.A.: No survival bonus from early AZT. Science News, 141, 100, 1992.

Fasidi, I.O. & M. Kadiri: Changes in nutrient contents of two Nigerian mushrooms, Termitomyces robustus (Beeli) Heim and Lentinus subnudus Ber. during sporophore development. Nahrung, 34, 415-420, 1990.

Gordon, M, et al.: A placebo-controlled trial of the immune modulator, lentinan, in HIV-positive patients: a phase I/II trial. J Med. 1998;29(5-6):305-30.

Hanafusa, T. et al.: Intestinal absorption an tissue distribution of immunoactive and antiviral water-soluble [14C] lignins in rats. From CA 114:220685q Yakubutsu Dotai, 5, 661-674, 1990.

Hanaue, H. et al.: Basic studies on oral administration of lentinan I. Influence on lymphocyte subsets in peripheral venous blood. J. Jpn. Soc. Cancer Ther., 24, 1566-1571, 1989.

Hirasawa, M. et al.: Three kinds of antibacterial substances from Lentinus edodes (Berk.) Sing. (Shiitake, an edible mushroom).. Int. J. Antimicrob. Agents, Feb; 11(2): 151-157, 1999.

Hosokawa, M. et al.: Importance of timing for combination in immunochemotherapy.. In Manipulation of Host Defense Mechanisms. T. Aoki et al. (eds.) , Amsterdam: Excerpta Medica, International Congress Series 576, 1981.

Iizuka, C. et al.: Extracts of Basidiomycetes especially Lentinus edodes, for treatment of human immunodeficiency virus (HIV). Shokin Kogyo Co., Ltd. From CA 114:95146m Eur. Pat.Appl. EP 370,673 (Cl. 35/84) 30 May 1990, JP Appl. 88/ 287,316, 14 Nov 1988, 1990.

Ikekawa, T. et al.: Antitumor activity of aqueous extracts of edible mushrooms. Cancer Res., 29, 734-735, 1969.

Irinoda, K. et al.: Stimulation of microbicidal host defence mechanisms against aerosol influenza virus infection by lentinan. Int. J. Immunopharmacol., 14, 971-977, 1992.

Jeong, H et al.,: Studies on the anticomplementary activity of Korean hihger fungi. From CA 115:21814b Han´guk Kyunhakhoechi, 18, 145-148., 1990.

Jiang, G. et al.: Immunologic basis of the antineoplastic action of the polysaccharides of Lentinus edodes and Tricholoma mongolicum. From Abstracts of Chinese Medicines 1:562 Chin. Trad. Herb. Drugs, 17, 271-281, 1986.

Jong, S.-C. & J.M. Birmingham: Medicinal and therapeutic value of the shiitake mushroom. Advanced and Applied Microbiology, 39, 153-184, 1993.

Kabir, Y. et al.: Effect of shiitake (Lentinus edodes) and Maitake (Grifola frondosa) mushrooms on blood pressure and plasma lipids of spontanously hypertensitive rats. Journal of Nutritional Sciences and Vitaminology, 33, 341-346, 1987.

Kaneda, T. & S. Tokuda: Effect of various mushroom preparations on cholestrol levels in rats. Journal of Nutrition, 90, 371-376, 1966.

Kiribuchi, T.: Effective uses of fungi by UV irradiation. 3. Changes of free amino acid composition in fungi by sun or ultrviolet light irradiation. From CA 115:130700g Nippon Kasei Gakkaishi, 42, 415-421, 1991.

Kobayashi, T. et al.: Shiitake and vitamin D. From CA 109:20988 Vitamin, 62, 483-490, 1988.

Koga, J. et al.: Anti-viral fraction of aqueous Lentinus edodes extract.. From CA 115:134197w Eur. Pat. Appl., EP 437,346 (CL. C12pa/02), JP appl. 90/3,818, 1991.

Kosaka, A. et al.: Synergistic effect of Lentinan and surgical endocrine therapy on the growth of DMBA-induced mammary tumors of rats and of recurrent human breast cancer. Int. Congr. Ser.- Excerpta Medica 690, 138-150. From CA 104:81628b, 1985.

Kurashige, S., Y. Akuzawa, F. Endo: Effects of Lentinus edodes, Grifola frondosa and Pleurotus ostreatus administration on cancer outbreak.. Immunopharmacology and Immunotoxicology. 19(2), 175-183, 1997.

Kurashima, Y. et al.: Marked Formation of Thiazoidine-4-Carboxylic-Acid, An Effective Nitrite Trapping Agent in Vivo, on Boiling of Dried Shiitake Mushroom (Lentinus edodes). J. of Agriculture and Food Chemistry, 38, 1945-1949, 1990.

Liu, Bo & Yun-Sun Bau: Fungi Pharmacopeia (Sinica). Oakland, The Kinoko Co., 1980.

Liu, Z. et al.: Effect of Lentinan on lyphocyte transformation in mice. From Abstracts of Chinese Medicines 2:311 J. Lanzhou Med. Coll., 54-55, 1988.

Maeda, Y.Y. et al.: The nature of immunopotentiation by the anti-tumor polysaccharide lentinan and the significance of biogenic amines in its action. Int. J. Cancer, 259-281, 1974.

Mashiko, H. et al.: A case of advanced gastric cancer with liver metastasis completely responding to a combined immunochemotherapy with UFT, mitomycin C and lentinan. Gan To Kagaku Ryoho, 19, 715-718, 1992.

Miyakoshi, H. & T. Aoki: Acting mechanisms of Lentinan in human - II. Enhancement of non-specific cell-mediated cytotoxicity as an interferon inducer. Int. J. Immunopharmacol., 6, 365-371, 1984.

Mizuno, T. et al.: Studies on the host-mediated antitumor poysaccharides. Part XVI. Antitumor activity of polasaccharides isolated from en edible mushroom, Ningyotake.... Biosci. Biotechnol. Biochem., 56, 34-41, 1992.

Mizuno, Takashi & T. Sakai & G. Chihara: Health Food and Medicinal Usages of Mushrooms. Food Reviews International, Vol. 11, No. 1, 69-81, 1995.

Mizuno, Takashi: Shiitake, Lentinus Edodes: Functional Properties for Medicinal and Food Purposes. Food Reviews International, Vol. 11, No. 1, 111-128, 1995.

Nakamura, T. & A. Kobayashi: Toxicodermia cause by the edible mushroom shiitake. Hautarzt, 36(10), 591-593, 1985.

Nakamura, T.: Shiitake (Lentinus edodes) dermatitis. Contact dermatitis, 27, 65-70, 1992.

Nanba, H. et al.: Antitumor action of Shiitake (Lentinus edodes) fruit bodies oraly administered to mice. Chem. Pharm. Bull., 35, 2453-2458, 1987.

Ohtsuru, M.: Anti-obesity activity by orally administered powder of Maitake mushroom (Grifola frondosa). Anshin, Tokyo, July, 198-200, 1992.

Sakamaki, S. et al.: Individual diversity of IL-6 generation by human monocytes with Lentinan administration. Int. J. Immunopharmacol., 15, 751-756, 1993.

Sarkar, S. et al.: Antiviral effect of the extract of cultur medium of Lentinus edodes mycelia on the replication of herpes simplex virus type 1. Antiviral Res., 20, 293-303, 1993.

Sasaki, T.:, Preparation of calcium-high edible mushroom. From CA 113:210491p Jpn. Kokai Tokkyo Koho JP 02,119,720 [90,119,720] (Cl. A01G1/04) (Patent). 1990.

Sharon, T.: Information summary: Lentinus edodes (Shiitake) Mycelial Extract. LEM survey project, 10 pp. El Torro, Calif., 1989.

Shen, S.C. et al.: The ability of polymorphonuclear leukocytes to produce active Oxygen in a model of peritonitis in rats. Surg. Today, 23, 603-608, 1993.

Shimizu, T. et al.: A combination of regional chemotherapy and systemic immunotherapy for the treatment of inoperable gastric cancer. In Manipulation of Host Defence Mechanisms. T. Aoki et al. (eds.), Amsterdam, Excerpta Medica, International Congress Series 576, 1981.

Sorimachi, K. et al.: Anitviral activity of water-solubilized lignin derivates in vitro. From CA 113:52122n Agric. Biol. Chem., 54, 1337-1339, 1990.

Sugano, N. et al.: Anticarcinogetic actions of water-soluble and alcohol-insoluble fractions from culture medium of Lentinus edodes Mycelia. Can. Lett., 27, 1-6, 1982.

Suzuki, S. & S. Oshima: Influence of Shi-Ta-Ke (Lentinus edodes) on human serum cholesterol. Mushroom Science IX (Part I). Proc. of the Ninth Internat. Scientific Congress on the Cultivation of Edible Fungi, 463-467, Tokyo, 1974.

Suzuki, H. et al.: Inhibition of the infectivity and cytopathic effect of human immunodeficiency virus by water-soluble lignin in an extract of the culture medium of Lentinus edodes mycelia (LEM). From CA 110:205157t Biochem. Biophys. Res. Commun., 160, 367-373, 1989.

Taguchi, T. et al.: Phase I and II studies of Lentinan. In Manipulation of Host Defence Mechanisms. T. Aoki et al. (eds.) , Amsterdam, Excerpta Medica, International Congress Series 576, 1981.

Taguchi, T. et al.: Clinical Trials on Lentinan (Polysaccharide). In Yamamura, Y. et al. (eds.). Immunomodulation by Microbial Products and Related Synthetic Compounds, 467-475 , New York, Elsevier Science Pub. Co., 1982.

Takahashi, M. et al.: Two-color flow cytometric analysis of splenic lymphocyte subpopulations in patients with gastric cancer. Surg. Today, 22, 35-39, 1992.

Tani, M. et al.: In vitro generation of activated natural killer cells and cytotoxic macrophages with lentinan. Eur. J. Clin. Pharmacol., 42, 623-627, 1992.

Tochikura, T.S. et al.: Suppression of human immuno-deficiency virus replication by 3-azido-3-deoxythymidind in various human haematopoetic cell lines in vitro. Jpn. J. Cancer Res. (Gann.), 78, 583, 1988.

Tsuda, M. et al.: Marked increase in the Urinary Level of N-Nitrosothioproline after Ingestion of Cod with Vegetables. Cancer Res., 48, 4049-4052, 1988.

Usuda, Y. et al.: Drug-resistant pulmonary tuberculosis treated with lentinan. In Manipulation of Host Defence Mechanisms. T. Aoki et al. (eds.) , Amsterdam, Excerpta Medica, International Congress Series 576, 1981.

Yang, Q. Y., Jong, S. C.: Medicinal Mushrooms in China. Mushroom Science XII/1, 631-643. Proceedings of the Twelth Int. Congress on the Science and Cultivation of Edible Fungi. From K. Grabbe & O. Hilber (eds.). Institut für Bodenbiologie, Bfa f. Landwirtschaft, Braunschweig, 1989.

Yamasaki, K. et al.: Synergistic induction of lymphokine (IL-2)-activated killer activity by IL-2 and d´the polysaccharide lentinan, and therapy of spontaneous pulmonary... Cancer Immunol. Immunother., 29, 87-92, 1989.

Yokota, M.: Observatory trial of anti-obesity activity of Maitake mushroom (Grifola frondosa). Anshin, Tokyo, July, 202-203, 1992.

van Loon, P.C.: Mushroom worker´s lung. Detection of antibodies against Shiitake (Lentinus edodes) spores antigens in Shii-take workers. J. Occup. Med., 34, 1097-1101, 1992.

van t´Veer, P. et al.: Dietary fat and the risk of breast cancer. Int. J. Epidemiology, 19, 12-18, 1990.

Zhang, H.B.: Seltene Gemüsearten in China. Vortrag, gehalten am Lehrstuhl für Gemüsebau in Weihenstephan, 1989.

Weitere wissenschaftliche Veröffentlichungen

Akiyama, Y. et al.: Immunological characteristics of anti-tumor polysaccharides lentinan and its analogious, as immune adjuvants. In Manipulation of Host Defence Mechanisms. T. Aoki et al. (eds.), Amsterdam, Excerpta Medica, 1981.

Arai, Y. et al.: Effect of immunosuppressive agents on antitumor action of Lentinan. Gann., 62, 131-134, 1971.

Chang, S.-T. & P.G. Miles: A new look at cultivated mushrooms. Bioscience, 34, 358-362, 1984.

Chihara, G. et al.: Fractionation and purification of the polysaccharides with marked antitumor activity, especially Lentinan, from Lentinus edodes (Berk.) Singer. Cancer Res., 30, 2776-2781, 1970.

Curtis & Tompkins, Ltd.: Analytical report on sample of Shiigen (powder), Reishi & Shiitake. San Francisco, Curtis & Tompkins, Ltd., 1981.

Flynn, V.T.: Is the shiitake mushroom an aphrodisiac and a cause of longevity? Science and Cultivation of Edible Fungi. Maher (ed.), Rotterdam, Balkema, 1991.

Iizuka, C. et al.: Antiviral composition extracts from basisiomcetes. From CA 116:76351z Eur. Pat. Appl., EP 464,311, 1990.

Ikegaya, N. et al.: Breeding and cultivation of shiitake (Lentinus edodes) mushrooms. Food Rev., 13(3), 335-356, 1997.

Lasota, W. & J. Sylwetrzak: Chemical composition of cultivated mushrooms. Part III. Shiitake Lentinus edodes (Berk.) Singer. From CA 114:205741m Bromatol. Chem. Toksykol., 22, 167-171, 1989.

Lindequist, U., E. Teuscher, G. Narbe: Neue Wirkstoffe aus Basisiomyceten. Zeitschrift für Phytotherapie, 11, 139-149, 1990.

Miyakoshi, H. & T. Aoki: Acting mechanisms of Lentinan in human - I. Augmentation of DNA synthesis and immunoglobulin production of peripheral mononuclear cells. Int. J. Immunopharmacol., 6, 365-371, 1984.

Mizoguchi, Y. et al.: Protection of liver cells against experimental damage by extract of cultured lentinus edodes mycelia (LEM). Gastroenterologia Japonica, 22, 459-464, 1987.

Murakami, M.: Decreased pulmonary perfusion in hypersensitivity pneumonitis caused by Shiitake mushroom spores. J. Intern. Med., 241(1), 85-88, 1997.

Rimpler, M. M. Pölzl: Antitumoraktive Substanzen in Pilzen.. Int. J. Biomed. Res. and Therapy, 5, 217, 1996.

Rimpler, M. M. Pölzl: Shiitake (Lentinus edodes) - funktionelle Eigenschaften und Anwendungen. Int. J. Biomed. Res. and Therapy, 1, 5, 1997.

Ryong, L.H. et al.: Antiatherogenic and antiatherosclerotic effects of mushroom extracts revealed in human aortic intima cell culture. Drug Development Research, 17, 109-118, 1989.

Suga, T. et al.: Anti tumor activity of lentinan in murine synergetic and autochthonous hosts and its suppressive effect on 3-methylcholanthrene induced carcinogenesis. Cancer Res., 44, 5132-5137, 1994.

Sugano, N. et al.: Immunopotentiation Agents. Eur. Pat. Appl., EP 154066, September 11, 1985.

Suzuki, M. et al.: Induction of endogenous lymphokine-activated killer activity by combined administration of lentinan and interleukin 2. Int. J. Immunopharmacol., 12, 613-623, 1990.

Suzuki, H. et al.: Strucutral characterization of the immunoactiv and antiviral watersolubilized lignin in an extract of the culture medium of Lentinus edodes mycelia (LEM). From CA 112:171824g Agric. Biol. Chem., 54, 479-487, 1990.

Takeshita, K. et al.: Effect of lentinan on lymphocyte subsets of peripheral blood, lymph nodes, and tumor tissues in patients with gastric cancer. Surg. Today, 23, 125-129, 1993.

Tani, M. et al.: Augmentation of lymphokine-activated killer cell activity by lentinan. Anticancer Res., 13, 1773-1776, 1993.

Tamura, R. et al.: Effects of lentinan on abnormal ingestive behaviors induced by tumor necrosis factor. Physiol. Behav., 61(3), 399-410, 1997.

Tarvainen, K., et al.: Allergy and toxicoderma from Shiitake Mushrooms. J. Amer. Acad. Dermatol., 24, 1991.

Vetter, J.: Mineral and amino acid contents of edible cultivated shii-take mushrooms (Lentinus edodes). Z. Lebensm. Unters. Forsch., 201(1), 17-19, 1995.

Wang, Y.-C.: Mycology in China with emphasis on review of the ancient literature. Acta Mycol. Sin., 4, 133-140, 1985.

Yamanaka, Katsuji: Production of cultivated edible mushrooms. Food Rev., 13(3), 327-333, 1997.

Zheng, X. et al.: Immune function of the extracellular and intracellular polysaccharides of Lentinus edodes in mormal mice. From CA 104:107523r Zhongcaoyao, 16, 494-497, 1985.

Adressen

Die folgenden Adressen sind eine willkürliche Auswahl und daher unvollständig. Ich hoffe, bei einer Neuauflage wesentlich mehr Bezugsquellen aufführen zu können.

Anbieter von Shiitake aus biologischem Anbau:

Pilzgarten GmbH
Fabrikstr. 12
D-27389 Helvesiek
Tel. ++49-4267-94186, Fax -94187
Email: pilzgarten@t-online.de
Internet: www.pilzgarten.de
Großproduzent von Shiitake
Auf dieser Seite gibt es leckere Pilzrezepte

Bioland-Pilzzucht
Dr. Dagmar Jürgens & Partner
Sommerring 20
D-51570 Windeck
Tel. & Fax 02292 - 7194
Email: eMail@bioland-pilzzucht.de
Internet: www.bioland-pilzzucht.de

Biologische Pilze Thomas Ziegler
An der Mainleite 4
D-97828 Marktheidenfeld
Tel. ++49-9391-916105, Fax -1033
Email: info@biopilze.de
Internet: http://www.biopilze.de
Hier finden Sie online auch viele Informationen rund um den Anbau von Speisepilzen

Homepage des Autors mit weiterführenden Informationen:
http://www.heilpilze.de

Sichwort-
verzeichnis

A

Ac2P 49
AIDS 10, 47, 55, 74
Akne 19
Allergien 19, 75
Alterserscheinungen 10, 77
Alterung 18
Alterungsprozesse 19
Alzheimer 10
Aminosäuren 26
Aminosäuren, freie 29
Antibiotika 10
Antitumor-Effekt 46
Antitumor-Wirkung 53
Aphrodisiakum 18
ARBO-Viren 49
Aromastoffe 29
Arteriosklerose 24, 33, 38, 78
Arthritis 90
Asthma, allergisches 24, 80
Austernpilz 9
Autoimmunerkrankungen 39, 80
AZT 55

B

Bakterien 50
Ballaststoffe 31–32
Bauchhöhlenentzündung 50
Bauchschmerzen 18, 24
Beta-Glukan 34–36
Beta-Glukane 30–31
Beta-Karotine 12
Blutaktivator 18
Blutdruck, erhöhter 18
Blutdruck, niedriger 19
Blutfettwerte 53
Bluthochdruck 24, 32, 82
Blutverdünner 39
Bronchitis 18, 82
Brustkrebs 35, 53

C

Calcium 27
Chemotherapie 53
Chemotherapie-Nebenwirkungen 83
Chinesische Morchel 39
Chitin 30
Chitosan 30, 31
Cholesterin 30, 32, 33, 39, 51–52, 55
Cholesterinspiegel, hoher 84
Cholesterinwerte, hohe 24
Chronisches Müdigkeitssyndrom 10, 28, 30, 39, 102
Chuai, Kaiser 14

D

Dermatitis 59
Diabetes 24, 32, 51, 86
Diphterie 38
Donko 14

E

Ergosterin 27, 37
Eritadenin 37, 39, 52
Erkältung 88
Erkältungen 18, 24, 38
Erschöpfungszustände 89

F

Fettgehalt 26
Fettkonsum 56

G

Gelenkschmerzen 90
Geriatrikum 10
Geschmackstoffe 29
Geschwüre 38
Geschwüren 19
Gewichtsreduktion 53
Gicht 19
Ginseng 10
Glukose-Toleranz 30
Glutamat 29
Glykogen 30
Gorin 18
Grippe 92
Grippeviren 47

H

Hämorrhoiden 19
Hautausschläge 19
Hautpflegemittel 19
Hautpilze 93
Heilkräutertherapie, chinesische 22
Hemizellulose 31
Hepatitis 54, 94
Hepatitis B 37, 51
Hericium erinaceus 100
Herpes 95
Herpesviren 49
Herz-Kreislauf-System 51
Herzinfarkt 33, 38
Herzkrankheiten 39
Hirnblutungen 18
HIV-Infektion 55
Hoang-Mo 14
Hydrocortison 45

I

Igelstachelbart 100
Immunschwäche 96
Immunsystem 27, 43
Immuntherapie 45
Impotenz 38
Influenza 92
Influenza-Virus 47

J

JLS-Extrakt 48
Judasohr 40

K

Kaiserling 11
Kalium 27
Karies 50
Knoblauch 12
Knochenschwund 103
Ko-Ko 14
Kohl 12
Kohlenhydrate 26, 30–31
Konservierung 60–62
Kontaktdermatitis 24
Kopfschmerzen 18, 24
Koshin 14
Krebs 38, 39, 45
Krebsbehandlung 35
Krebsprävention 10
Krebstherapie 10
Krebsvorbeugung 97
Krebsvorsorge 36
Kurzsichtigkeit 19

L

Lebenserwartung 53
Leberkrebs 37, 51
Leberleiden 24, 51, 99
Leberschutzfunktion 51
LEM 37, 47–49, 54, 71
Lentinan 10, 34–36, 43, 53, 71
Lentionin 29

Leucin 26
Li Shi-Zhen 22
Lignin 31
Lignin-Derivate 49
Linolsäure 26
Listeria monocytogenes 50
Lungentuberkulose 50
Lysin 26

M

Magengeschwür 100
Magenkrebs 35, 40, 53
Malaria 38
Masern 18, 49
Masern bei Kindern 24
Migräne 101
Mori, Kisaku 16
Mu-Er-Pilz 39
Müdigkeit, Chronische 102
Mumps 49
Mundflora 50
Mykofarina® 37
Myzelextrakt 37

N

Nährwerte 25
Nebenwirkungen 24, 57
Neuralgien 19
Niacin 26
Nitrit 40, 45
Nitrosamine 40
Nukleinsäuren 39
Nukleotide 29
Nutraceutical 11

O

Ohnmachtsanfälle 18, 24
Osteoporose 103
Oxycholesterin 33

P

Pappel-Trichterling 30
Parasiten 50
Parodontose 50
Pasania-Baum 13
Pektin 31
Pferdeenzephalitis 49
Phosphor 27
Pilz-Farmerlunge 57
Pilzvergiftungen 18, 24
Plinius 9
Polioviren 49
Polysaccharide 30–31
Polyuronsäuren 31
Proteine 26

Q

Qi 18, 23
Qi-Gong 21

R

Rachitis 104
Reishi 30, 39
Rheuma 38
Rheumatismus 105
Riboflavin 26
Ribonukleinsäure 49

S

Scharlach 38
Schistosoma-Parasiten 50
Schlaganfall 38
Schnupfen 24, 106
Schock-Methode 15
Schwangerschaft 107
Sexualstörungen 108
Shen Nung 22
Shiang Gu 13

Shiitake-Dermatitis 57, 59
Stärke 30
Stillzeit 107
Sung-Dynastie 15

T

TCA 40
TCM - Trad. Chin. Medizin 20–23
Thiamin 26
Thioprolin 40, 45
Thrombosen 32, 38, 39
Thyroxin 45
Tongku 14
Traditionelle Chinesische Medizin 20
Trüffel 11
Tuberkulose 50
Tumor 45

U

Umami 11, 29

V

Veganer 28
Vegetarier 28
Verstopfung 19, 109
Virusinfektionen 49
Vitamin B1 26
Vitamin B12 27
Vitamin B2 26
Vitamin C 27
Vitamin D 27
Vitamine 26

W

Wassersucht 18
Windpocken 18
Wu Rui 18
Wu San Kwung 15–16

Y

Yang-Energie 23

Z

Zellulose 31
Zink 27, 38
Zwiebel 12